Soins infirmiers

en Neurochirurgie :

Pratiques, Protocoles

et Réalités du Terrain

Karine PERUZZA

Table des matières

📌 Introduction — 13

- Présentation de la neurochirurgie et du rôle clé des infirmiers — 13
- Objectifs du livre et public cible — 15
- Importance d'une prise en charge spécialisée des patients neurochirurgicaux — 17

📖 Chapitre 1 : Anatomie et physiologie du système nerveux — 21

1.1. Structure du système nerveux — 22

- Système nerveux central (SNC) : cerveau et moelle épinière — 22
- Système nerveux périphérique et autonomique — 26

1.2. Fonctionnement du système nerveux — 31

- Transmission de l'influx nerveux — 31
- Fonctions des différentes structures cérébrales (cortex, tronc cérébral, cervelet…) — 36

1.3. Notions de pression intracrânienne (PIC) et perfusion cérébrale — 41

- Définition et régulation de la PIC — 41
- Relation entre pression artérielle et pression intracrânienne — 45
- Conséquences des variations de la PIC — 50

📌 *Quiz et questions de révision* — 56

📖 Chapitre 2 : Pathologies neurochirurgicales courantes — 61

2.1. Traumatisme crânien (TC) — 62

- Types de TC : léger, modéré, sévère — 62
- Évaluation initiale : échelle de Glasgow (GCS), signes cliniques d'aggravation — 67
- Prise en charge infirmière — 72

2.2. Accidents vasculaires cérébraux (AVC) — 78

- Différenciation entre AVC ischémique et hémorragique — 78
- Surveillance des patients post-thrombectomie ou post-hématome cérébral — 84
- Mesures préventives et rôle infirmier — 90

2.3. Hydrocéphalie et dérivation ventriculaire — 97

4

- Physiopathologie de l'hydrocéphalie   97
- Surveillance des dérivations ventriculo-péritonéales (DVP)   102

2.4. Tumeurs cérébrales   109

- Types de tumeurs et symptomatologie associée   109
- Prise en charge pré- et post-opératoire   115

Quiz et questions de révision   121

📖 Chapitre 3 : Évaluation et surveillance des patients neurochirurgicaux   127

3.1. Examen neurologique infirmier   128

- Évaluation de la conscience : échelle de Glasgow   128
- Évaluation motrice et sensitive   134
- Signes de souffrance neurologique aiguë   140

3.2. Surveillance post-opératoire en neurochirurgie   146

- Paramètres vitaux à surveiller   146
- Détection précoce des complications post-opératoires   152
- Gestion des pansements et surveillance des drains   160

📌 *Quiz et questions de révision* — 166

📖 Chapitre 4 : Soins et interventions infirmiers en neurochirurgie — 173

4.1. Gestion des voies aériennes et de la ventilation — 174

- Intubation, ventilation mécanique et sevrage respiratoire — 174
- Surveillance et prévention des complications pulmonaires — 180

4.2. Gestion de la douleur et de la sédation — 186

- Outils d'évaluation de la douleur — 186
- Protocoles médicamenteux (antalgiques, sédatifs) — 192

4.3. Prévention des complications liées à l'alitement — 199

- Thromboprophylaxie — 199
- Prévention des escarres et complications digestives — 206

📌 *Quiz et questions de révision* — 213

📖 Chapitre 5 : Urgences en neurochirurgie — 219

5.1. Engagement cérébral : signes et prise en charge — 220

- Engagement sous-falcoriel, temporal (uncal) et amygdalien — 220
- Conduite à tenir en cas de dégradation neurologique — 226

5.2. Crises d'épilepsie en neurochirurgie — 232

- Différenciation entre crises focales et généralisées — 232
- Prise en charge et prévention des crises — 239

📌 *Quiz et questions de révision* — 246

📖 Chapitre 6 : Relation soignant-soigné en neurochirurgie — 253

6.1. Spécificités de la communication avec un patient neurologique — 254

- Troubles de la conscience et altérations du langage — 254
- Communication avec des patients intubés — 259

6.2. Accompagnement des familles — 263

- Annonce d'un pronostic défavorable — 263
- Soutien psychologique et rôle éducatif de l'infirmier — 270

📌 *Quiz et questions de révision* — 275

📖 Chapitre 7 : Éthique et responsabilités en soins infirmiers neurochirurgicaux — 283

7.1. Questions éthiques et décisions de fin de vie — 284

- Réanimation et limitation thérapeutique — 284
- Directives anticipées et rôle infirmier — 290

7.2. Responsabilité légale de l'infirmier — 296

- Notions de traçabilité et secret médical — 296
- Signalement des évènements indésirables — 304

📌 *Quiz et questions de révision* — 311

📖 Chapitre 8 : Protocoles et recommandations — 317

8.1. Protocoles standards en neurochirurgie — 318

- Gestion des perfusions et drogues vasoactives — 318
- Protocoles d'extubation et de mobilisation — 325

8.2. Bonnes pratiques et recommandations — 333

- Recommandations de la HAS et de la SFAR — 333
- Stratégies d'amélioration des soins — 339

📌 *Quiz et questions de révision* — 347

📖 Chapitre 9 : Cas cliniques et mises en situation — 355

9.1. Cas pratiques détaillés — 356

- Exemple d'un patient avec traumatisme crânien sévère — 356
- Prise en charge d'une hydrocéphalie aiguë — 362

📌 *Quiz et questions de révision* — 367

📌 Annexes — 373

- Abréviations et acronymes — 373
- Fiches techniques (pose d'une sonde, gestion d'un drain ventriculaire…) — 379
- Bibliographie et références — 385

Conclusion 391
- Récapitulatif des points clés 392
- Importance de la formation continue 396

📌 Introduction

- Présentation de la neurochirurgie et du rôle clé des infirmiers

La neurochirurgie est une discipline médicale hautement spécialisée qui se consacre au diagnostic et au traitement des pathologies du système nerveux central et périphérique nécessitant une intervention chirurgicale. Elle englobe une grande diversité d'affections allant des traumatismes crâniens aux tumeurs cérébrales, en passant par les pathologies vasculaires et les atteintes de la moelle épinière. En raison de la complexité de ces pathologies et de la finesse des gestes techniques requis, la prise en charge des patients neurochirurgicaux repose sur une approche multidisciplinaire où l'infirmier joue un rôle central.

Dans un service de neurochirurgie, l'infirmier ne se limite pas à des soins techniques. Il est un acteur clé dans l'évaluation clinique, la surveillance continue et la coordination des soins. Il doit posséder des connaissances pointues en neurologie, être capable de détecter les moindres signes de détérioration de l'état neurologique et d'agir avec réactivité pour éviter des complications potentiellement fatales. La surveillance de la pression intracrânienne, la gestion des drains ventriculaires, l'évaluation de l'état de conscience et des fonctions motrices font partie de ses missions quotidiennes. L'exigence de précision et de vigilance est ici maximale, car une altération, même minime, peut être le signe avant-coureur d'une urgence vitale.

Au-delà des compétences techniques et de l'expertise clinique, l'infirmier en neurochirurgie est aussi un soutien psychologique essentiel pour les patients et leurs familles. L'annonce d'un diagnostic neurologique sévère, la récupération parfois incertaine après une intervention, les troubles du langage ou de la motricité qui peuvent altérer profondément la qualité de vie, sont autant de défis émotionnels qui nécessitent une prise en charge humaine et empathique. L'accompagnement ne se limite pas au patient hospitalisé ; il s'étend aussi à ses proches, souvent démunis face à l'incertitude et à la complexité du parcours de soins.

Ce livre a pour ambition d'apporter aux infirmiers, qu'ils soient étudiants ou déjà en exercice, une vision complète et réaliste des soins en neurochirurgie. Il ne s'agit pas seulement d'un manuel théorique, mais d'un guide ancré dans la pratique quotidienne, illustré par des cas concrets et enrichi de recommandations professionnelles. L'objectif est de fournir des outils concrets pour améliorer la qualité des soins, renforcer la sécurité des patients et permettre aux soignants de développer une expertise solide et confiante dans cette spécialité exigeante.

À travers ces chapitres, nous explorerons les bases fondamentales de la neuroanatomie et de la physiopathologie, les principales pathologies neurochirurgicales, les stratégies de surveillance et d'évaluation clinique ainsi que les interventions infirmières spécifiques. Nous aborderons également les situations d'urgence, les protocoles de soins et les aspects éthiques qui jalonnent la prise en charge des patients neurologiques. Des mises en situation et des quiz viendront ponctuer les différents chapitres afin de favoriser une intégration active des connaissances et une réflexion clinique adaptée aux réalités du terrain.

Plonger dans l'univers de la neurochirurgie, c'est accepter de travailler dans un domaine où chaque seconde compte, où la rigueur et l'anticipation sont primordiales et où l'engagement humain est profond. C'est aussi se donner la possibilité de faire une réelle différence dans la vie des patients, en leur offrant des soins de qualité et une prise en charge empreinte d'écoute et de bienveillance. Ce livre est conçu pour accompagner tous ceux qui ont choisi ou qui souhaitent se spécialiser dans ce domaine, avec la volonté d'apporter des soins d'excellence à des patients dont le pronostic peut parfois se jouer à un détail près.

- **Objectifs du livre et public cible**

Ce livre a été conçu comme un guide pratique et complet destiné aux infirmiers et aux étudiants en soins infirmiers qui souhaitent acquérir ou approfondir leurs connaissances en neurochirurgie. Il ne s'agit pas d'un simple recueil théorique, mais d'un outil concret, ancré dans la réalité du terrain, qui vise à accompagner les soignants dans leur pratique quotidienne. La neurochirurgie est une spécialité exigeante, où la surveillance clinique et la réactivité de l'infirmier peuvent influencer directement l'évolution du patient. Ce livre a donc pour ambition de transmettre non seulement des savoirs fondamentaux, mais aussi des compétences pratiques essentielles pour garantir une prise en charge efficace et sécurisée des patients atteints de pathologies neurologiques nécessitant une intervention chirurgicale.

L'objectif principal de cet ouvrage est d'offrir une formation complète et accessible sur les soins infirmiers spécifiques à la neurochirurgie. Il s'agit de permettre aux soignants de :

- Comprendre les bases anatomiques et physiopathologiques nécessaires à l'évaluation des patients neurochirurgicaux.
- Connaître les principales pathologies rencontrées en neurochirurgie et leurs implications en termes de soins.
- Développer une expertise clinique dans l'évaluation neurologique, en détectant précocement les signes de détérioration.
- Maîtriser les soins et interventions spécifiques : surveillance de la pression intracrânienne, gestion des drains ventriculaires, prise en charge post-opératoire...
- Anticiper et gérer les urgences neurochirurgicales (engagement cérébral, crises d'épilepsie, hémorragies intracrâniennes).
- Comprendre le rôle essentiel de l'accompagnement psychologique des patients et de leurs familles face à des pathologies souvent lourdes de conséquences.

- Intégrer les aspects éthiques et légaux liés aux soins en neurochirurgie, notamment en ce qui concerne la réanimation, les limitations thérapeutiques et le consentement éclairé.

Ce livre s'adresse à un large public professionnel. Il est destiné avant tout :

- **Aux étudiants en soins infirmiers**, qui souhaitent se spécialiser ou mieux comprendre cette discipline avant d'intégrer un service de neurochirurgie. Ce guide leur fournira une base solide pour aborder cette spécialité avec assurance.
- **Aux infirmiers en exercice**, qu'ils soient nouvellement affectés dans un service de neurochirurgie ou déjà expérimentés, en quête de perfectionnement et de références actualisées sur les bonnes pratiques.
- **Aux formateurs et enseignants en soins infirmiers**, qui pourront y puiser des ressources pédagogiques pour accompagner leurs élèves et structurer des enseignements en lien avec la neurochirurgie.
- **Aux soignants des services connexes**, tels que les infirmiers de réanimation, des urgences ou des unités de soins intensifs neurovasculaires, qui sont souvent amenés à prendre en charge des patients présentant des atteintes neurologiques graves.

Ce livre a également pour vocation de favoriser une approche dynamique de l'apprentissage. Chaque chapitre est construit de manière à combiner théorie et pratique, avec des mises en situation cliniques, des exemples concrets, des fiches techniques et des quiz pour renforcer la mémorisation et stimuler la réflexion clinique. Il s'agit non seulement d'acquérir des connaissances, mais aussi de développer une capacité d'analyse et de prise de décision adaptée aux situations rencontrées en neurochirurgie.

En définitive, cet ouvrage ambitionne de devenir une référence incontournable pour tout infirmier amené à travailler auprès de patients neurochirurgicaux. Il se veut un compagnon de route pour les soignants, les aidant à allier expertise technique et humanité, rigueur scientifique et sens clinique, afin d'offrir aux patients des soins d'excellence dans une spécialité où chaque détail peut faire la différence.

- **Importance d'une prise en charge spécialisée des patients neurochirurgicaux**

La prise en charge des patients en neurochirurgie requiert une expertise et une vigilance accrues en raison de la complexité des pathologies impliquées et des risques élevés de complications. Contrairement à d'autres spécialités médicales où l'état clinique du patient évolue de manière plus prévisible, les patients neurochirurgicaux peuvent présenter des détériorations soudaines et parfois irréversibles si elles ne sont pas détectées et prises en charge à temps. La moindre variation d'un paramètre physiologique, qu'il s'agisse de la pression intracrânienne, de la perfusion cérébrale ou de l'état de conscience, peut signaler une urgence vitale nécessitant une intervention immédiate.

Une surveillance neurologique rigoureuse et continue

Les patients hospitalisés en neurochirurgie nécessitent une surveillance clinique rapprochée et spécifique. L'évaluation neurologique, qui repose sur des outils standardisés comme l'échelle de Glasgow (GCS), permet d'objectiver l'état de conscience et d'identifier précocement toute dégradation. Un simple changement dans l'orientation spatio-temporelle, une modification du tonus musculaire ou l'apparition de troubles pupillaires peuvent être les premiers signes d'un engagement cérébral ou d'une augmentation de la pression intracrânienne.

De plus, la prise en charge des patients opérés du cerveau ou de la moelle épinière implique un suivi rigoureux des constantes vitales et une adaptation permanente des soins. La gestion des drains ventriculaires externes (DVE), utilisés pour drainer un excès de liquide céphalorachidien et réduire la pression intracrânienne, demande une manipulation extrêmement précise afin d'éviter toute infection ou modification brutale du débit de drainage. De même, la surveillance des pansements crâniens, des éventuelles fuites de liquide céphalorachidien et des signes de méningite post-opératoire impose une attention minutieuse.

Une expertise technique essentielle

L'infirmier en neurochirurgie doit maîtriser un ensemble de gestes techniques spécifiques qui vont bien au-delà des soins infirmiers conventionnels. La gestion des voies aériennes chez un patient présentant une altération de la conscience, l'administration contrôlée d'antalgiques et de sédatifs en fonction de l'état neurologique, ou encore la surveillance des effets secondaires des traitements antiépileptiques sont autant d'éléments essentiels à la sécurité du patient.

L'utilisation d'équipements spécialisés, tels que les moniteurs de pression intracrânienne, les pompes à perfusion de médicaments vasoactifs et les dispositifs de ventilation assistée, requiert une formation approfondie. L'infirmier doit être capable d'interpréter les valeurs affichées par ces appareils et de repérer tout signe précurseur de détérioration, en collaboration étroite avec l'équipe médicale.

La gestion des complications et des urgences neurochirurgicales

En neurochirurgie, certaines complications peuvent survenir de manière brutale et nécessiter une prise en charge immédiate. Parmi les urgences les plus fréquentes, on retrouve :

- **L'engagement cérébral**, qui résulte d'une augmentation incontrôlée de la pression intracrânienne et peut conduire à une hernie cérébrale fatale. Il se manifeste par des troubles de la conscience, des anomalies pupillaires et des modifications du rythme respiratoire.
- **Les hémorragies intracrâniennes post-opératoires**, pouvant entraîner un effet de masse sur le cerveau et nécessitant une évacuation chirurgicale en urgence.
- **Les crises d'épilepsie**, fréquentes après une chirurgie cérébrale ou en cas de tumeurs cérébrales, et qui doivent être prises en charge rapidement pour éviter un état de mal épileptique.
- **Les infections du système nerveux central**, telles que la méningite post-opératoire, qui peuvent survenir après la pose de dispositifs invasifs comme les drains ventriculaires ou les dérivations liquides.

L'infirmier joue un rôle déterminant dans la prévention et la gestion de ces complications. Son expertise permet d'alerter l'équipe médicale en cas de signe d'aggravation et d'initier les gestes d'urgence nécessaires avant l'intervention du neurochirurgien ou du réanimateur.

L'accompagnement du patient et de sa famille

Au-delà des soins techniques et de la surveillance clinique, la prise en charge des patients en neurochirurgie inclut une dimension humaine et relationnelle essentielle. Les pathologies neurochirurgicales peuvent altérer profondément l'autonomie du patient, entraîner des séquelles motrices, sensitives ou cognitives et impacter durablement sa qualité de vie. Dans ce contexte, l'infirmier est un acteur clé de l'accompagnement psychologique et du soutien aux familles.

L'annonce d'un diagnostic lourd, les incertitudes liées à l'évolution post-opératoire et les difficultés de rééducation sont des épreuves qui nécessitent une prise en charge bienveillante et adaptée. Expliquer avec des mots simples l'évolution prévisible, rassurer sur les soins réalisés et offrir une écoute active sont autant de missions essentielles pour aider les patients et leurs proches à traverser cette période difficile.

Une spécialité exigeante mais passionnante

Travailler en neurochirurgie implique une rigueur scientifique, une capacité d'anticipation et une réactivité accrues. Chaque jour, l'infirmier doit faire preuve d'une grande précision dans l'évaluation clinique, tout en restant attentif aux besoins émotionnels des patients et de leurs familles. Il doit s'adapter à des situations souvent complexes, savoir gérer l'urgence tout en conservant son sang-froid et collaborer efficacement avec les autres professionnels de santé pour assurer une prise en charge optimale.

Cette spécialité, bien que difficile, est également l'une des plus gratifiantes du domaine infirmier. Les avancées technologiques et chirurgicales permettent aujourd'hui d'améliorer considérablement le pronostic des patients atteints de pathologies neurochirurgicales. Participer à ces progrès et contribuer, par une surveillance experte et un accompagnement humain, à améliorer le rétablissement des patients est une mission qui donne tout son sens à la profession infirmière.

C'est dans cette perspective que ce livre a été conçu : offrir aux soignants les connaissances et les outils nécessaires pour évoluer avec confiance dans ce domaine, en combinant expertise clinique, technicité et approche centrée sur le patient.

Chapitre 1 :

Anatomie et physiologie du système nerveux

1.1. Structure du système nerveux

- Système nerveux central (SNC) : cerveau et moelle épinière

Le système nerveux central (SNC) est l'organe de commande du corps humain. Il assure le traitement et l'intégration des informations provenant de l'environnement et de l'organisme, régule les fonctions vitales et permet des actions volontaires ou involontaires. Il est composé de deux structures principales : le cerveau et la moelle épinière.

1. Le cerveau : organe du contrôle et de la cognition

Le cerveau est la structure la plus complexe du SNC et l'un des organes les plus sophistiqués du corps humain. Il est protégé par la boîte crânienne et baigne dans le liquide céphalorachidien (LCR), qui assure un rôle de protection mécanique et immunologique. Il est responsable des fonctions cognitives, sensorielles, motrices et autonomes.

1.1. Organisation anatomique du cerveau

Le cerveau est constitué de plusieurs parties distinctes :

- **Le cortex cérébral**, qui est la couche externe du cerveau et siège des fonctions supérieures telles que la pensée, le langage, la mémoire et la prise de décision. Il est divisé en deux hémisphères (droit et gauche) reliés par le corps calleux. Chaque hémisphère contrôle le côté opposé du corps (latéralisation fonctionnelle).

- **Les lobes cérébraux**, qui se subdivisent en :
  - **Lobe frontal** : impliqué dans la motricité, le raisonnement, le langage et la planification. Il contient l'aire motrice primaire et l'aire de Broca (responsable du langage).
  - **Lobe pariétal** : responsable du traitement des informations sensorielles et de la perception de l'espace. Il contient l'aire somesthésique primaire.
  - **Lobe temporal** : impliqué dans l'audition, la mémoire et la compréhension du langage (aire de Wernicke).
  - **Lobe occipital** : dédié au traitement des informations visuelles.

1.2. Structures profondes du cerveau

Outre le cortex cérébral, le cerveau comprend des structures sous-corticales essentielles :

- **Les noyaux gris centraux (ou ganglions de la base)** : impliqués dans la régulation du mouvement et le contrôle moteur. Ils sont souvent affectés dans des maladies comme la maladie de Parkinson.
- **Le thalamus** : relais sensoriel qui filtre et distribue les informations sensitives vers le cortex.
- **L'hypothalamus** : centre de régulation de l'homéostasie (température corporelle, faim, soif, hormones via l'hypophyse).
- **Le cervelet** : situé sous les hémisphères cérébraux, il assure la coordination des mouvements, l'équilibre et la posture.

1.3. Le tronc cérébral : centre de contrôle vital

Le tronc cérébral est une structure essentielle reliant le cerveau à la moelle épinière. Il est composé de trois parties :

- **Le mésencéphale** : impliqué dans le contrôle moteur, la vision et l'audition.

- **Le pont (ou protubérance annulaire)** : sert de relais entre le cerveau et le cervelet et participe au contrôle de la respiration.
- **La moelle allongée (ou bulbe rachidien)** : centre des fonctions autonomes vitales (respiration, rythme cardiaque, pression artérielle). Toute atteinte de cette région peut être rapidement fatale.

Le tronc cérébral contient également les noyaux des nerfs crâniens qui contrôlent des fonctions essentielles comme la déglutition, l'oculomotricité et la respiration.

2. La moelle épinière : relais entre le cerveau et le corps

La moelle épinière est un cordon nerveux cylindrique situé dans le canal rachidien, s'étendant du bulbe rachidien jusqu'à la région lombaire (L1-L2). Elle est protégée par les vertèbres et baigne dans le liquide céphalorachidien. Son rôle principal est d'assurer la transmission des informations nerveuses entre le cerveau et le reste du corps, tout en étant le siège de nombreux réflexes.

2.1. Organisation et structure de la moelle épinière

La moelle épinière est composée de deux types de substance :

- **La substance grise**, située en son centre et prenant la forme d'un papillon sur une coupe transversale. Elle contient les corps cellulaires des neurones et est impliquée dans le traitement des informations nerveuses.
- **La substance blanche**, qui entoure la substance grise et contient des faisceaux d'axones myélinisés assurant la conduction nerveuse entre le cerveau et les différentes parties du corps.

Elle est segmentée en plusieurs niveaux :

- **Cervical (C1-C8)** : contrôle la tête, le cou, les bras et une partie du thorax.
- **Thoracique (T1-T12)** : innerve le tronc et les muscles intercostaux.
- **Lombaire (L1-L5)** : assure la motricité et la sensibilité des membres inférieurs.
- **Sacré (S1-S5)** : contrôle les organes pelviens et les fonctions sphinctériennes.
- **Coccygien** : extrémité de la moelle épinière.

Au niveau lombaire, la moelle épinière se termine en cône médullaire et se prolonge par un ensemble de nerfs appelé la *queue de cheval*, responsable de l'innervation des membres inférieurs et du périnée.

2.2. Rôles et fonctions de la moelle épinière

- **Transmission des informations motrices et sensitives** :
  - Les **voies motrices descendantes** transmettent les ordres du cerveau aux muscles (exemple : faisceau cortico-spinal).
  - Les **voies sensitives ascendantes** transportent les informations provenant du corps vers le cerveau (exemple : faisceau spinothalamique pour la douleur et la température).
- **Centre des réflexes médullaires** :
  - La moelle épinière est responsable des réflexes autonomes, indépendants du cerveau, comme le réflexe rotulien.

2.3. Conséquences d'une atteinte médullaire

Toute lésion de la moelle épinière peut avoir des conséquences graves, notamment :

- **Tétraplégie** (lésion cervicale) : paralysie des quatre membres et perte de contrôle respiratoire si atteinte haute (C3-C5).

- **Paraplégie** (lésion thoracique ou lombaire) : paralysie des membres inférieurs avec perte éventuelle de fonction sphinctérienne.
- **Syndromes médullaires spécifiques** (section partielle de la moelle) entraînant des déficits moteurs et sensitifs variés.

Conclusion

Le système nerveux central, composé du cerveau et de la moelle épinière, est une structure complexe assurant l'ensemble des fonctions de régulation, de perception et de motricité du corps humain. Toute atteinte neurochirurgicale (tumeur, traumatisme, ischémie) peut altérer ces fonctions de manière irréversible. L'infirmier en neurochirurgie doit donc maîtriser cette anatomie afin d'évaluer précisément l'état neurologique des patients et de repérer rapidement toute anomalie évocatrice d'une complication grave.

- ## Système nerveux périphérique et autonomique

Le **système nerveux périphérique (SNP)** et le **système nerveux autonome (SNA)** sont les prolongements du système nerveux central (SNC) vers l'ensemble du corps. Ils assurent la transmission des informations sensorielles et motrices entre le cerveau, la moelle épinière et les organes. Tandis que le SNP permet des actions volontaires et des réponses réflexes, le SNA contrôle des fonctions autonomes essentielles, comme la respiration, la digestion et l'équilibre cardiovasculaire.

1. Le système nerveux périphérique (SNP)

Le **SNP** est constitué de l'ensemble des nerfs et ganglions situés en dehors du cerveau et de la moelle épinière. Il est responsable de la communication entre le SNC et les muscles, la peau, les organes sensoriels et les viscères.

1.1. Composition du SNP

Le SNP comprend deux grandes catégories de nerfs :

- **Les nerfs crâniens** (12 paires), qui émergent directement du tronc cérébral et contrôlent des fonctions spécifiques (vision, audition, mouvements oculaires, déglutition, etc.).
- **Les nerfs rachidiens ou spinaux** (31 paires), qui émergent de la moelle épinière et innervent le reste du corps.

Les 12 nerfs crâniens et leurs fonctions

Nerf	Nom	Fonction principale
I	Olfactif	Odorat
II	Optique	Vision
III	Oculomoteur	Mouvement des yeux et des paupières
IV	Trochléaire	Mouvement des yeux (muscle oblique supérieur)
V	Trijumeau	Sensibilité du visage, mastication
VI	Abducens	Mouvement latéral des yeux
VII	Facial	Expressions faciales, goût (2/3 antérieurs de la langue)
VIII	Vestibulocochléaire	Audition et équilibre

IX	Glossopharyngien	Déglutition, goût (1/3 postérieur de la langue)
X	Vague (ou pneumogastrique)	Régulation des organes thoraciques et abdominaux
XI	Accessoire	Mouvements du cou et des épaules
XII	Hypoglosse	Mouvements de la langue

Les 31 paires de nerfs rachidiens

Ces nerfs sont classés en fonction de leur émergence au niveau de la colonne vertébrale :

- **8 nerfs cervicaux (C1-C8)** : contrôlent la tête, le cou et les bras.
- **12 nerfs thoraciques (T1-T12)** : innervent le thorax et l'abdomen.
- **5 nerfs lombaires (L1-L5)** : assurent l'innervation des jambes et du bas du dos.
- **5 nerfs sacrés (S1-S5)** : impliqués dans les fonctions pelviennes et sphinctériennes.
- **1 nerf coccygien** : innerve une petite région du coccyx.

Chaque nerf rachidien est composé de deux racines :

- **Racine dorsale (sensitive)** : transporte les informations sensorielles des récepteurs du corps vers le SNC.
- **Racine ventrale (motrice)** : transmet les commandes motrices du SNC vers les muscles et les glandes.

1.2. Fonctions du SNP

Le SNP est divisé en **deux sous-systèmes fonctionnels** :

- **Le système nerveux somatique (SNS)** : contrôle les mouvements volontaires des muscles squelettiques et assure la perception sensorielle consciente.

- **Le système nerveux autonome (SNA)** : régule les fonctions involontaires des organes internes, des glandes et des vaisseaux sanguins.

2. Le système nerveux autonome (SNA)

Le **SNA** fonctionne de manière inconsciente et régule les fonctions vitales essentielles à l'homéostasie. Il contrôle la fréquence cardiaque, la pression artérielle, la digestion, la respiration et les réactions physiologiques au stress.

2.1. Organisation du SNA

Le SNA est divisé en **deux composantes antagonistes** :

1. **Le système nerveux sympathique (SNS)** :
    - Prépare l'organisme à l'action et aux situations de stress (« fight or flight »).
    - Augmente la fréquence cardiaque, dilate les bronches, inhibe la digestion et stimule la libération d'adrénaline.
    - Utilise principalement la noradrénaline comme neurotransmetteur.
2. **Le système nerveux parasympathique (SNP)** :
    - Favorise le repos, la digestion et la récupération (« rest and digest »).
    - Ralentit la fréquence cardiaque, active la digestion et favorise l'économie d'énergie.
    - Utilise l'acétylcholine comme neurotransmetteur principal.

Ces deux systèmes fonctionnent de manière complémentaire pour maintenir l'équilibre interne du corps.

2.2. Régulation et fonctions du SNA

Le SNA est régulé par l'**hypothalamus**, qui agit comme un centre de contrôle des fonctions autonomes en recevant des informations des organes et en adaptant la réponse physiologique.

Fonction	Effet du système sympathique	Effet du système parasympathique
Fréquence cardiaque	Augmentation (tachycardie)	Diminution (bradycardie)
Pression artérielle	Augmentation	Diminution
Respiration	Accélération (bronchodilatation)	Ralentissement (bronchoconstriction)
Digestion	Inhibition	Stimulation
Sécrétion salivaire	Réduction (bouche sèche)	Augmentation (salivation)
Pupilles	Dilatation (mydriase)	Constriction (myosis)

L'activation excessive du système sympathique, comme lors d'un stress intense ou d'un traumatisme, peut avoir des conséquences néfastes telles qu'une hypertension, une hyperglycémie ou une vasoconstriction excessive. À l'inverse, une hyperactivité du système parasympathique peut entraîner une bradycardie sévère ou une hypotension.

3. Importance clinique du SNP et du SNA

En neurochirurgie, les atteintes du SNP et du SNA peuvent avoir des conséquences graves et nécessitent une surveillance attentive. Parmi les principales pathologies impliquant ces systèmes, on retrouve :

- **Les neuropathies périphériques** : souvent d'origine métabolique (diabète), inflammatoire ou toxique, elles provoquent des troubles sensitifs et moteurs.
- **Le syndrome de Guillain-Barré** : atteinte auto-immune des nerfs périphériques entraînant une paralysie ascendante pouvant nécessiter une ventilation assistée.
- **Les dysautonomies** : troubles du SNA pouvant causer des anomalies du rythme cardiaque, de la pression artérielle et de la sudation.
- **Les lésions médullaires** : une section de la moelle peut entraîner une perte de contrôle des fonctions autonomes sous la lésion (ex. : choc spinal, dysréflexie autonome).

Conclusion

Le système nerveux périphérique et autonome joue un rôle essentiel dans le contrôle des mouvements, de la sensibilité et des fonctions vitales de l'organisme. Toute atteinte de ces systèmes peut entraîner des déficits majeurs et doit être prise en charge avec rigueur en neurochirurgie. L'infirmier doit être capable d'identifier les signes d'une atteinte périphérique ou d'un dysfonctionnement autonome afin d'adapter la surveillance et les soins, garantissant ainsi la meilleure prise en charge possible du patient.

1.2. Fonctionnement du système nerveux

- Transmission de l'influx nerveux

Le fonctionnement du système nerveux repose sur la capacité des cellules nerveuses, appelées **neurones**, à générer, transmettre et intégrer des informations sous forme d'influx nerveux. Cette transmission est essentielle pour coordonner l'ensemble des fonctions du corps humain, qu'elles soient conscientes (mouvements volontaires, perception sensorielle) ou inconscientes (régulation cardiaque, respiration, digestion).

L'influx nerveux est un signal électrique qui parcourt les neurones et permet la communication entre les différentes parties du système nerveux. Ce signal suit un trajet précis : **il est généré au niveau du neurone émetteur, voyage le long de l'axone et est transmis à un autre neurone ou à un organe effecteur via une synapse.**

1. Le neurone : unité fonctionnelle du système nerveux

Le neurone est la cellule de base du système nerveux. Il est hautement spécialisé dans la conduction de l'influx nerveux. Il se compose de trois parties principales :

- **Le corps cellulaire (soma)** : il contient le noyau et les organites nécessaires au métabolisme de la cellule.
- **Les dendrites** : ce sont des prolongements courts qui reçoivent les signaux provenant d'autres neurones.
- **L'axone** : c'est une longue fibre nerveuse qui transmet l'influx nerveux à d'autres neurones ou à un organe cible (muscle, glande…).

Certains axones sont recouverts d'une **gaine de myéline**, une structure lipidique isolante qui accélère la propagation du signal nerveux en permettant une conduction dite **saltatoire** (saut de nœud en nœud). Cette myéline est produite par les **cellules de Schwann** dans le système nerveux périphérique et par les **oligodendrocytes** dans le système nerveux central.

2. Génération de l'influx nerveux : le potentiel d'action

L'influx nerveux repose sur des phénomènes électrochimiques liés aux mouvements d'ions à travers la membrane neuronale. Ce processus est régi par la différence de potentiel électrique entre l'intérieur et l'extérieur du neurone.

2.1. Potentiel de repos

Au repos, un neurone présente une différence de charge électrique entre l'intérieur et l'extérieur de sa membrane. Cette polarisation est due à une répartition inégale des ions :

- **À l'intérieur du neurone** : concentration élevée d'ions potassium (K^+) et de protéines chargées négativement.
- **À l'extérieur du neurone** : concentration élevée d'ions sodium (Na^+) et de chlore (Cl^-).

Cette différence crée un **potentiel de repos** d'environ **-70 mV**, maintenu grâce à la **pompe sodium-potassium (Na^+/K^+ ATPase)** qui expulse trois Na^+ hors de la cellule pour chaque deux K^+ ramenés à l'intérieur.

2.2. Dépolarisation : naissance du potentiel d'action

Lorsque le neurone reçoit un stimulus suffisant (exemple : contact d'un stimulus douloureux sur la peau), il atteint un **seuil d'excitation** d'environ **-55 mV**, ce qui déclenche un **potentiel d'action**.

Ce phénomène repose sur l'ouverture brutale des **canaux sodium dépendants du voltage**, permettant une entrée massive de Na^+ dans la cellule. L'intérieur du neurone devient temporairement **positif (+30 mV)**, ce qui constitue la phase de **dépolarisation**.

2.3. Repolarisation et retour au repos

Après cette brève inversion de polarité, les **canaux sodium se ferment**, tandis que les **canaux potassium (K$^+$) s'ouvrent**, entraînant une sortie massive des ions **K$^+$** et rétablissant la polarisation initiale de la membrane (**repolarisation**). Parfois, la sortie excessive de K$^+$ provoque une **hyperpolarisation transitoire** avant que la pompe Na$^+$/K$^+$ ne restaure le potentiel de repos.

💡 Une fois déclenché, un potentiel d'action est un phénomène "tout ou rien" : soit il atteint le seuil et se propage, soit il ne se déclenche pas.

3. Conduction de l'influx nerveux

L'influx nerveux doit parcourir de longues distances pour transmettre les informations du cerveau vers le corps et inversement. Il existe deux modes de conduction nerveuse :

3.1. Conduction continue (axones non myélinisés)

Dans les neurones dépourvus de myéline, l'influx nerveux progresse lentement en dépolarisant chaque segment de la membrane de proche en proche. Cette conduction est plus lente et se retrouve principalement dans le système nerveux végétatif.

3.2. Conduction saltatoire (axones myélinisés)

Dans les neurones myélinisés, la gaine de myéline empêche la dépolarisation sur toute la longueur de l'axone, forçant l'influx nerveux à "sauter" d'un **nœud de Ranvier** à un autre. Cette conduction est beaucoup plus rapide (jusqu'à **120 m/s**), permettant des réponses nerveuses ultra-rapides, essentielles pour les mouvements volontaires et réflexes.

4. Transmission synaptique : communication entre neurones

L'influx nerveux doit être transmis d'un neurone à un autre ou à une cellule effectrice (muscle, glande). Cette communication se fait au niveau d'une **synapse**, qui peut être :

- **Électrique** : très rapide, mais rare chez l'homme.
- **Chimique** : majoritaire, elle repose sur la libération de **neurotransmetteurs** dans la fente synaptique.

4.1. Fonctionnement d'une synapse chimique

1. **Arrivée de l'influx nerveux** au niveau du bouton synaptique.
2. **Ouverture des canaux calciques** et entrée de Ca^{2+} dans la terminaison présynaptique.
3. **Libération de neurotransmetteurs** (acétylcholine, dopamine, sérotonine...) par exocytose dans la fente synaptique.
4. **Fixation des neurotransmetteurs** sur les récepteurs du neurone postsynaptique.
5. **Ouverture des canaux ioniques** sur le neurone postsynaptique, modifiant son potentiel membranaire et déclenchant un nouvel influx nerveux.

Les neurotransmetteurs sont ensuite **dégradés** (ex : acétylcholine par l'acétylcholinestérase) ou **recapturés** par le neurone présynaptique.

4.2. Principaux neurotransmetteurs et leurs rôles

Neurotransmetteur	Fonction principale
Acétylcholine (ACh)	Contrôle moteur, mémoire (maladie d'Alzheimer)
Dopamine (DA)	Motivation, plaisir, contrôle moteur (Parkinson)

Sérotonine (5-HT)	Humeur, sommeil (dépression)
Noradrénaline (NA)	Réaction au stress, vigilance
GABA	Neurotransmetteur inhibiteur, régule l'excitabilité neuronale
Glutamate	Principal neurotransmetteur excitateur du cerveau

Conclusion

La transmission de l'influx nerveux repose sur une cascade de phénomènes électrochimiques précis permettant la communication entre les neurones et les organes. Ce processus est fondamental pour toutes les fonctions corporelles, des réflexes aux processus cognitifs les plus élaborés. En neurochirurgie, la compréhension de ces mécanismes est essentielle pour évaluer les lésions nerveuses et adapter la prise en charge des patients souffrant de pathologies neurologiques.

- **Fonctions des différentes structures cérébrales (cortex, tronc cérébral, cervelet...)**

Le cerveau est l'organe central du système nerveux, responsable de la régulation des fonctions corporelles, du contrôle des mouvements, des perceptions sensorielles, de la mémoire, du langage et des émotions. Il est composé de plusieurs structures ayant des rôles bien distincts mais interdépendants. Parmi celles-ci, le **cortex cérébral**, le **tronc cérébral** et le **cervelet** jouent des rôles majeurs dans le fonctionnement global de l'organisme.

1. Le cortex cérébral : siège des fonctions supérieures

Le **cortex cérébral** est la couche externe du cerveau, constituée de **substance grise**, où se trouvent les corps cellulaires des neurones. Il est le centre de l'intelligence, du raisonnement, de la mémoire et de la perception sensorielle.

Le cortex est divisé en **deux hémisphères**, reliés par le **corps calleux**, et comprend **quatre lobes principaux** ayant chacun des fonctions spécifiques :

1.1. Le lobe frontal : moteur et cognitif

Situé à l'avant du cerveau, il joue un rôle crucial dans :

- **Le contrôle des mouvements volontaires** via l'**aire motrice primaire** (gyrus précentral).
- **La planification et la prise de décision** (fonctions exécutives).
- **Le langage (aire de Broca, dans l'hémisphère gauche)**, essentielle pour la production du langage.
- **La régulation des émotions et du comportement social**.

Une lésion du lobe frontal peut provoquer des troubles moteurs, des difficultés à planifier des actions et des changements de personnalité.

1.2. Le lobe pariétal : intégration sensorielle

Situé derrière le lobe frontal, il est impliqué dans :

- **L'analyse des informations sensitives** (toucher, température, douleur) via l'**aire somesthésique primaire** (gyrus postcentral).
- **La perception de l'espace et la coordination visuo-motrice**.

- **La reconnaissance des objets par le toucher** (stéréognosie).

Une lésion du lobe pariétal peut entraîner une perte de sensation, des troubles de l'orientation spatiale et des difficultés à reconnaître des objets sans les voir.

1.3. Le lobe temporal : audition et mémoire

Il joue un rôle clé dans :

- **L'audition**, via le **cortex auditif primaire**.
- **La compréhension du langage** grâce à l'**aire de Wernicke** (hémisphère gauche).
- **La mémoire et les émotions**, en lien avec l'hippocampe et l'amygdale.

Les lésions du lobe temporal peuvent entraîner des troubles du langage, une perte de mémoire et des altérations émotionnelles.

1.4. Le lobe occipital : traitement visuel

Il est responsable de :

- **L'interprétation des informations visuelles** via le **cortex visuel primaire**.
- **L'analyse des formes, des couleurs et des mouvements**.

Une lésion du lobe occipital peut provoquer des troubles visuels comme la cécité corticale ou l'incapacité à reconnaître des objets (agnosie visuelle).

2. Le tronc cérébral : régulation des fonctions vitales

Le **tronc cérébral** est une structure située entre le cerveau et la moelle épinière. Il est composé de trois parties : **le mésencéphale, le pont et le bulbe rachidien (moelle allongée)**. Il contrôle les

fonctions automatiques vitales, comme la respiration et le rythme cardiaque, et contient les noyaux des **nerfs crâniens** qui gèrent les mouvements du visage et la déglutition.

2.1. Le mésencéphale

- Relais entre le cerveau et la moelle épinière.
- Contrôle **certains réflexes visuels et auditifs** (réflexe pupillaire, orientation des yeux et de la tête vers un stimulus sonore).
- Contient la **substance noire**, impliquée dans le contrôle des mouvements (atteinte dans la maladie de Parkinson).

2.2. Le pont (protubérance annulaire)

- Relie le cerveau, le cervelet et la moelle épinière.
- Contrôle la **respiration** en collaboration avec le bulbe rachidien.
- Contient les **noyaux des nerfs crâniens (V à VIII)** impliqués dans la sensibilité faciale, la mastication et l'audition.

2.3. Le bulbe rachidien (moelle allongée)

- **Centre de contrôle des fonctions vitales** : régulation du **rythme cardiaque, de la respiration et de la pression artérielle**.
- Contient des **centres réflexes** impliqués dans la déglutition, le vomissement, la toux et les éternuements.
- Lésions sévères = **arrêt cardiorespiratoire fatal**.

3. Le cervelet : coordination et équilibre

Le **cervelet** est une structure située sous le cerveau, en arrière du tronc cérébral. Il joue un rôle fondamental dans :

- **La coordination des mouvements volontaires** et la fluidité des gestes.

- **L'équilibre et la posture** en ajustant le tonus musculaire.
- **L'apprentissage moteur** (exemple : apprentissage du vélo, écriture).

Il fonctionne en lien avec le **cortex moteur** et le **système vestibulaire** de l'oreille interne.

Une lésion du cervelet entraîne :

- **Ataxie cérébelleuse** : mouvements maladroits et déséquilibrés.
- **Dysarthrie** : troubles de l'articulation de la parole.
- **Tremblement intentionnel** : difficulté à viser un objet sans tremblements.

4. Structures profondes associées aux fonctions cérébrales

4.1. Les noyaux gris centraux (ou ganglions de la base)

Ils participent à :

- **La régulation des mouvements** (déficit dans la maladie de Parkinson).
- **L'initiation et la planification motrice.**
- **Le contrôle du tonus musculaire.**

4.2. L'hippocampe et le système limbique

- **L'hippocampe** est essentiel à la **mémoire et l'apprentissage**. Sa dégénérescence est impliquée dans la **maladie d'Alzheimer**.
- **L'amygdale** joue un rôle majeur dans les **émotions et la gestion du stress**.

4.3. L'hypothalamus et l'hypophyse

- **L'hypothalamus** régule les **fonctions autonomes et hormonales** (température corporelle, faim, soif, émotions).
- Il contrôle l'**hypophyse**, qui régule les hormones de croissance, le métabolisme et la reproduction.

Conclusion

Le cerveau est une structure hautement organisée où chaque région assure des fonctions précises et interconnectées. Le cortex cérébral est le centre des fonctions supérieures, le tronc cérébral gère les fonctions vitales et le cervelet assure la coordination des mouvements. Toute lésion cérébrale peut provoquer des déficits neurologiques majeurs, nécessitant une surveillance étroite en neurochirurgie. La compréhension approfondie de ces structures est essentielle pour les soignants afin d'évaluer les atteintes neurologiques et d'adapter la prise en charge des patients.

1.3. Notions de pression intracrânienne (PIC) et perfusion cérébrale

- Définition et régulation de la PIC

1. Définition de la pression intracrânienne (PIC)

La **pression intracrânienne (PIC)** correspond à la pression exercée par les contenus intracrâniens (cerveau, liquide céphalorachidien, sang) sur les parois de la boîte crânienne. Elle est mesurée en millimètres de mercure (**mmHg**) et se situe normalement entre **5 et 15 mmHg** chez un adulte en décubitus dorsal. Une PIC supérieure à **20 mmHg** de manière prolongée est considérée comme pathologique et peut entraîner une souffrance cérébrale.

La boîte crânienne étant une structure osseuse **rigide et inextensible**, toute augmentation du volume d'un de ses composants entraîne une augmentation de la PIC, pouvant comprimer les structures cérébrales et compromettre la perfusion cérébrale.

2. Composants influençant la PIC (Doctrine de Monro-Kellie)

La **théorie de Monro-Kellie** stipule que la boîte crânienne contient trois principaux éléments en **volume constant** :

- **Le tissu cérébral (80%)**
- **Le sang cérébral (10%)**
- **Le liquide céphalorachidien (LCR) (10%)**

Toute augmentation du volume d'un de ces composants (exemple : œdème cérébral, hémorragie, hydrocéphalie) doit être compensée par une diminution des autres, faute de quoi la PIC augmente.

3. Mécanismes de régulation de la PIC

Le cerveau dispose de **mécanismes compensatoires** permettant de maintenir une PIC stable :

1. **Régulation du liquide céphalorachidien (LCR)**

    - Production du LCR par les **plexus choroïdes**.
    - Circulation du LCR dans les ventricules cérébraux et l'espace sous-arachnoïdien.
    - Résorption du LCR via les **granulations arachnoïdiennes** dans le système veineux.

- En cas d'augmentation de la PIC, la production de LCR peut être réduite et son drainage augmenté.

2. **Régulation du flux sanguin cérébral**

    - La vasoconstriction ou la vasodilatation des vaisseaux cérébraux permet d'adapter le volume sanguin intracrânien.
    - Une hypercapnie (↑ CO_2) entraîne une **vasodilatation cérébrale** et donc une augmentation de la PIC.
    - Une hypocapnie (↓ CO_2, par hyperventilation) provoque une **vasoconstriction cérébrale** et peut temporairement diminuer la PIC.

3. **Déplacement du tissu cérébral**

    - Si les autres mécanismes sont insuffisants, le cerveau peut se déplacer pour soulager la pression. Cependant, ce mécanisme peut conduire à un **engagement cérébral**, une complication grave mettant en jeu le pronostic vital.

4. Causes d'élévation pathologique de la PIC

Une augmentation de la PIC peut être due à :

- **Un œdème cérébral** : accumulation de liquide intracérébral (exemple : AVC, traumatisme crânien, tumeur).
- **Une hémorragie intracrânienne** : augmentation brutale du volume sanguin intracrânien (exemple : hématome extra-dural, sous-dural, hémorragie méningée).
- **Une hydrocéphalie** : accumulation anormale de LCR due à un défaut de drainage.
- **Un processus expansif** : tumeur, abcès cérébral, hématome intracérébral.
- **Un trouble du drainage veineux** : thrombose veineuse cérébrale, hypercapnie entraînant une stase veineuse.

5. Manifestations cliniques d'une hypertension intracrânienne (HTIC)

Une augmentation de la PIC peut entraîner :

- **Des céphalées** (surtout matinales, augmentées par la toux ou l'effort).
- **Des vomissements en jet** (sans nausées).
- **Un trouble de la conscience** (agitation, confusion, somnolence jusqu'au coma).
- **Une bradycardie et une hypertension artérielle (triade de Cushing)**, signe de décompensation cérébrale.
- **Des troubles visuels** (flou visuel, œdème papillaire).

Un **engagement cérébral** peut survenir en cas d'augmentation extrême de la PIC, mettant en jeu la vie du patient. Il peut se manifester par des **troubles pupillaires (anisocorie, mydriase aréactive), des anomalies respiratoires et un coma profond.**

6. Surveillance et prise en charge de la PIC élevée

📌 **Surveillance infirmière** :

- Surveillance du **score de Glasgow (GCS)**.
- Contrôle des **pupilles** (réactivité, symétrie).
- Surveillance des **constantes vitales** (PA, FC, FR).
- Détection de signes d'aggravation (céphalées, agitation, somnolence, HTA-bradycardie).

📌 **Mesures thérapeutiques** :

- **Élévation du tronc à 30°** : favorise le drainage veineux cérébral.
- **Contrôle de la ventilation** : maintien d'une PCO_2 normale (~35 mmHg).
- **Mannitol ou solutés hypertoniques** : pour réduire l'œdème cérébral.

- **Sédation et analgésie** : pour limiter la consommation en oxygène du cerveau.
- **Drainage du LCR** : via un **drain ventriculaire externe (DVE)** si indiqué.
- **Chirurgie (craniectomie décompressive, évacuation d'un hématome)** en cas de décompensation.

Conclusion

La pression intracrânienne est un paramètre fondamental en neurochirurgie. Son augmentation peut entraîner des lésions cérébrales irréversibles si elle n'est pas rapidement diagnostiquée et prise en charge. La compréhension des mécanismes de régulation de la PIC est essentielle pour tout soignant travaillant auprès de patients neurochirurgicaux.

- Relation entre pression artérielle et pression intracrânienne

La pression intracrânienne (**PIC**) et la pression artérielle (**PA**) sont deux paramètres interdépendants qui influencent directement la **perfusion cérébrale** et l'oxygénation du cerveau. Une altération de cet équilibre peut compromettre la viabilité des cellules cérébrales et entraîner des lésions neurologiques irréversibles.

1. Notion de pression de perfusion cérébrale (PPC)

La **pression de perfusion cérébrale (PPC)** est un paramètre clé qui correspond à la pression nécessaire pour assurer un apport sanguin suffisant au cerveau. Elle est définie par la formule :

$$PPC = PAM - PIC$$

où :

- **PPC** = Pression de perfusion cérébrale (exprimée en mmHg).
- **PAM** = Pression artérielle moyenne (**PAM = [PAS + 2PAD] / 3**).
- **PIC** = Pression intracrânienne.

En temps normal, la **PPC doit être maintenue entre 60 et 80 mmHg** pour assurer une bonne oxygénation cérébrale. Une **PPC inférieure à 50 mmHg** entraîne une ischémie cérébrale et un risque de souffrance neuronale, tandis qu'une **PPC excessive** peut favoriser des phénomènes d'œdème cérébral.

2. Influence de la pression artérielle sur la PIC

La **pression artérielle** joue un rôle déterminant dans la perfusion cérébrale, mais son effet sur la PIC dépend du fonctionnement des **mécanismes d'autorégulation cérébrale**.

2.1. Mécanisme d'autorégulation cérébrale

Le cerveau dispose d'un **système d'autorégulation** permettant de maintenir un **débit sanguin cérébral constant** malgré les variations de la pression artérielle. Cette autorégulation repose sur des modifications du calibre des vaisseaux cérébraux :

- **Si la PA augmente**, les vaisseaux cérébraux se **vasoconstrictent** pour limiter l'afflux sanguin et éviter une hyperperfusion.
- **Si la PA diminue**, les vaisseaux cérébraux se **vasodilatent** pour compenser la baisse de pression et maintenir une perfusion adéquate.

➡ **Ce mécanisme est efficace pour des valeurs de PAM comprises entre 50 et 150 mmHg.**

Cependant, en cas de **lésion cérébrale, traumatisme crânien ou hypertension intracrânienne sévère**, cette autorégulation peut être altérée, rendant le cerveau vulnérable aux variations de la PA.

3. Conséquences d'un déséquilibre entre PA et PIC

3.1. Hypotension et baisse de la PPC

📌 **Si la PA diminue (hypotension), la PPC chute** et le débit sanguin cérébral devient insuffisant pour assurer une oxygénation correcte des neurones.

💡 Conséquences :

- Risque d'**ischémie cérébrale** et d'infarctus.
- Hypoxie neuronale avec altération de l'état de conscience.
- Signes cliniques : confusion, agitation, coma.

◆ **Exemple clinique :**
Un patient ayant un **traumatisme crânien sévère** et une **hypotension (PAM < 50 mmHg)** risque une diminution de la PPC et une aggravation des lésions cérébrales secondaires.

➡ **Objectif thérapeutique : maintenir une PAM > 65-70 mmHg pour préserver une PPC suffisante.**

3.2. Hypertension artérielle et augmentation de la PIC

📌 **Si la PA augmente excessivement (hypertension artérielle), l'autorégulation cérébrale peut être dépassée, entraînant une augmentation du volume sanguin cérébral et donc de la PIC.**

💡 **Conséquences :**

- Hyperperfusion cérébrale, augmentation du volume sanguin intracrânien.
- Œdème cérébral pouvant aggraver l'hypertension intracrânienne.
- Risque d'**hémorragie intracérébrale** par rupture vasculaire.

◆ **Exemple clinique :**

Un patient avec une **hémorragie cérébrale hypertensive** peut présenter une PIC élevée qui, si elle dépasse la PAM, entraîne une cessation de la perfusion cérébrale et un risque de mort cérébrale.

➡ **Objectif thérapeutique : contrôler la PA pour éviter l'augmentation de la PIC (objectif souvent PAM < 130 mmHg en phase aiguë).**

4. Triade de Cushing : signe de décompensation cérébrale

Lorsque la PIC devient trop élevée et dépasse la PAM, le cerveau entre en **décompensation** et la perfusion cérébrale est compromise. Cette situation aboutit à la **triade de Cushing**, qui est un signe d'**engagement cérébral imminent** :

1. **Hypertension artérielle sévère** (mécanisme compensatoire pour maintenir la PPC).

2. **Bradycardie** (réponse vagale secondaire à l'élévation de la PA).
3. **Bradypnée ou respiration irrégulière** (atteinte du tronc cérébral).

➡ **Cette triade est une urgence neurochirurgicale.** Si elle n'est pas traitée rapidement, elle peut conduire à un **engagement cérébral fatal** avec arrêt cardiorespiratoire.

5. Prise en charge infirmière et thérapeutique

📌 **Surveillance et actions infirmières :**

- **Surveiller les constantes vitales** : PA, FC, FR.
- **Évaluer l'état neurologique** : score de Glasgow, pupilles, vigilance.
- **Adapter la position du patient** : tête surélevée à 30° pour favoriser le drainage veineux.
- **Éviter les manœuvres qui augmentent la PIC** (toux, agitation, hypercapnie).

📌 **Stratégies thérapeutiques en fonction de la situation :**

Situation	Objectif thérapeutique	Moyens
Hypotension (PAM < 60 mmHg, PPC basse)	Augmenter la PA pour maintenir la PPC	Remplissage vasculaire, vasopresseurs (noradrénaline)
HTA sévère avec PIC élevée	Réduire la PA pour limiter l'hyperperfusion	Anti-hypertenseurs IV (labetalol, nicardipine)
PIC élevée	Diminuer la pression intracrânienne	Sédation, mannitol, hyperventilation modérée, drainage ventriculaire

| Triade de Cushing | Urgence vitale | Intubation, prise en charge neurochirurgicale immédiate |

Conclusion

La pression artérielle et la pression intracrânienne sont étroitement liées, car elles influencent directement la perfusion cérébrale. Toute déviation excessive de l'une ou l'autre peut entraîner des lésions cérébrales graves. La **pression de perfusion cérébrale (PPC)** est un paramètre clé à surveiller en neurochirurgie, nécessitant une prise en charge adaptée pour éviter l'ischémie ou l'engagement cérébral. L'infirmier joue un rôle essentiel dans cette surveillance, permettant une intervention rapide pour préserver l'intégrité neurologique du patient.

- Conséquences des variations de la PIC

La **pression intracrânienne (PIC)** doit être maintenue dans une plage normale (**5-15 mmHg**) pour garantir une perfusion cérébrale adéquate et préserver l'intégrité des tissus neuronaux. Une **augmentation** ou une **diminution excessive** de la PIC peut avoir des répercussions graves, entraînant une ischémie, des lésions cérébrales irréversibles, voire un engagement cérébral fatal.

1. Conséquences d'une augmentation de la PIC (hypertension intracrânienne, HTIC)

L'**hypertension intracrânienne (HTIC)** survient lorsque la PIC dépasse **20 mmHg** de manière prolongée. Cette élévation peut entraîner une **diminution de la perfusion cérébrale** et un **engagement cérébral**, mettant en jeu le pronostic vital.

1.1. Effet sur la perfusion cérébrale

La pression de perfusion cérébrale (**PPC**) est définie par la formule :

$$PPC = PAM - PIC$$

- **Si la PIC augmente, la PPC diminue**, ce qui réduit l'apport sanguin et l'oxygénation des neurones.
- Une **PPC < 50 mmHg** entraîne une ischémie cérébrale et un risque élevé de lésions irréversibles.

📌 **Conséquences physiopathologiques :**

- **Hypoxie cérébrale** → souffrance neuronale et dysfonctionnement neurologique.
- **Œdème cérébral** → augmentation supplémentaire de la PIC, créant un cercle vicieux.
- **Engagement cérébral** → compression des structures vitales, risque de décès.

1.2. Manifestations cliniques de l'HTIC

Les signes cliniques dépendent de l'évolution de la pression intracrânienne :

1.2.1. Symptômes précoces (compensation possible)

- **Céphalées progressives** (majorées en position couchée, soulagées par l'élévation de la tête).
- **Vomissements en jet** (sans nausées, souvent matinaux).
- **Troubles visuels** (flou visuel, diplopie, œdème papillaire au fond d'œil).

1.2.2. Symptômes évolués (HTIC sévère)

- **Altération de la conscience** (agitation, confusion, somnolence, coma).
- **Signes neurologiques focaux** (hémiparésie, aphasie, crises épileptiques).
- **Bradycardie + HTA + respiration irrégulière** (**Triade de Cushing**, signe d'alarme).

1.3. Engagement cérébral : complication ultime de l'HTIC

Un **engagement cérébral** se produit lorsque la PIC devient **très élevée** et pousse une partie du cerveau à se déplacer anormalement à travers une structure intracrânienne. Cette situation est une urgence vitale nécessitant une intervention immédiate.

1.3.1. Types d'engagement cérébral et leurs conséquences

Type d'engagement	Mécanisme	Signes cliniques	Conséquences
Sous-falcoriel	Déplacement d'un hémisphère sous la faux du cerveau	Troubles moteurs unilatéraux (compression de l'aire motrice)	Risque d'aggravation de l'HTIC

Temporal (uncal)	Herniation du lobe temporal sous la tente du cervelet	Mydriase unilatérale aréactive (compression du nerf III), hémiparésie controlatérale	Compression du tronc cérébral, risque de coma profond
Amygdalaire (cérébelleux)	Descente des amygdales cérébelleuses dans le trou occipital	Troubles respiratoires, bradycardie, coma	Atteinte du bulbe rachidien, arrêt respiratoire imminent (pronostic fatal)

📌 L'engagement cérébral est une urgence absolue. Sans intervention rapide (intubation, osmothérapie, chirurgie décompressive), le décès est inévitable.

2. Conséquences d'une diminution de la PIC (hypotension intracrânienne)

L'**hypotension intracrânienne** est une situation moins fréquente que l'HTIC, définie par une PIC inférieure à **5 mmHg**. Elle survient généralement après une **fuite de liquide céphalorachidien (LCR)**, souvent due à :

- Une **ponction lombaire excessive** ou une brèche durale post-chirurgicale.
- Une **fuite spontanée de LCR** (syndrome d'hypotension intracrânienne spontanée).

2.1. Effet sur la perfusion cérébrale

📌 Contrairement à l'HTIC, l'hypotension intracrânienne peut entraîner un **excès de perfusion cérébrale**, provoquant une **dilatation vasculaire excessive** et des **céphalées orthostatiques sévères**.

2.2. Manifestations cliniques de l'hypotension intracrânienne

- **Céphalées orthostatiques** (augmente en position debout, soulagée en position couchée).
- **Raideur de nuque et nausées**.
- **Troubles auditifs** (hypoacousie, acouphènes dus à la traction sur les nerfs crâniens).

📌 **Complication** : en cas de fuite persistante de LCR, un **engagement cérébral inverse** peut survenir, entraînant une traction du tronc cérébral et des troubles neurologiques graves.

3. Prise en charge des variations de la PIC

La gestion des troubles de la PIC repose sur une **surveillance rapprochée** et des **interventions adaptées** selon la situation :

Situation	Objectifs	Mesures thérapeutiques
HTIC (PIC > 20 mmHg)	Diminuer la PIC, éviter l'engagement cérébral	- Surélévation de la tête (30°) - Oxygénation, ventilation contrôlée ($PaCO_2$ entre 35-38 mmHg) - Osmothérapie (mannitol, sérum salé hypertonique)

| Hypotension intracrânienne (PIC < 5 mmHg) | Restaurer un volume de LCR suffisant | - Hydratation abondante (perfusion de solutés isotoniques)
- Caféine IV (vasoconstricteur |

4. Surveillance infirmière en neurochirurgie

L'infirmier joue un rôle **essentiel** dans la prévention et la détection précoce des complications liées aux variations de la PIC.

📌 **Surveillance neurologique :**

☑ **Score de Glasgow (GCS)** : vigilance, réponse motrice et verbale.

☑ **Réactivité pupillaire** : mydriase unilatérale = signe d'engagement uncal.

☑ **Constantes vitales** : surveillance du **signe de Cushing** (HTA + bradycardie + bradypnée).

☑ **Détection des céphalées orthostatiques** en cas de suspicion d'hypotension intracrânienne.

📌 **Surveillance thérapeutique :**

☑ **Évaluation de l'efficacité de l'osmothérapie** (PIC et diurèse).

☑ **Éviter les manœuvres augmentant la PIC** (toux, agitation, Valsalva).

☑ **Positionnement du patient** : tête surélevée en HTIC, décubitus dorsal en hypotension intracrânienne.

Conclusion

Les variations de la pression intracrânienne ont des conséquences potentiellement graves, pouvant aller de l'ischémie cérébrale à l'engagement cérébral fatal. Une **surveillance rigoureuse** et une **prise en charge rapide et adaptée** sont essentielles pour éviter des séquelles neurologiques irréversibles. L'infirmier, par sa vigilance et son expertise clinique, joue un rôle majeur dans la prévention et la gestion des complications liées aux fluctuations de la PIC.

Quiz et questions de révision

Voici un ensemble de questions pour tester vos connaissances sur la **pression intracrânienne (PIC), la pression de perfusion cérébrale (PPC) et leurs implications en neurochirurgie.**

◆ QCM (Questions à Choix Multiples)

Cochez la ou les bonnes réponses.

1. Quelle est la valeur normale de la pression intracrânienne (PIC) chez l'adulte ?
a) 0-5 mmHg
b) 5-15 mmHg
c) 15-25 mmHg
d) 25-35 mmHg

2. Une augmentation de la PIC peut être causée par :
a) Un œdème cérébral
b) Une hypotension artérielle sévère

c) Une hémorragie intracrânienne
d) Une hydrocéphalie

3. Comment est calculée la pression de perfusion cérébrale (PPC) ?
a) PPC = PIC - PAM
b) PPC = PAM - PIC
c) PPC = PIC / PAM
d) PPC = PAM x PIC

4. Une PPC inférieure à 50 mmHg entraîne :
a) Une meilleure oxygénation cérébrale
b) Une augmentation de la vigilance
c) Une ischémie cérébrale
d) Une diminution de la fréquence cardiaque

5. Quel signe clinique est caractéristique de la triade de Cushing en cas d'HTIC sévère ?
a) Tachycardie, hypotension, tachypnée
b) Bradycardie, hypertension, respiration irrégulière
c) Mydriase bilatérale, hyperthermie, tachycardie
d) Agitation, bradycardie, polypnée

6. Quelle est la principale conséquence d'une augmentation excessive de la PIC ?
a) Un engagement cérébral
b) Une hypotension artérielle
c) Une augmentation du débit sanguin cérébral
d) Une vasodilatation systémique

7. Quels traitements peuvent être utilisés pour diminuer la PIC en urgence ?
a) Mannitol ou soluté hypertonique
b) Élévation de la tête du patient à 30°
c) Hyperventilation contrôlée
d) Injection de glucose hypertonique

8. Quelle situation peut entraîner une hypotension intracrânienne ?

a) Un traumatisme crânien sévère
b) Une fuite de liquide céphalorachidien (LCR) post-ponction lombaire
c) Une hypertension artérielle prolongée
d) Une hydrocéphalie obstructive

◆ Vrai ou Faux

Indiquez si les affirmations suivantes sont vraies ou fausses.

1. L'élévation de la PIC entraîne systématiquement une augmentation de la perfusion cérébrale.
2. Une brèche méningée peut être responsable d'une hypotension intracrânienne.
3. La triade de Cushing est un mécanisme de compensation permettant de réduire la PIC.
4. Une hypercapnie entraîne une vasodilatation cérébrale et peut aggraver l'HTIC.
5. L'engagement cérébelleux amygdalien est une urgence vitale car il comprime le tronc cérébral.
6. L'autorégulation cérébrale est efficace même en cas de PIC > 50 mmHg.
7. L'osmothérapie est indiquée pour diminuer la PIC en cas d'œdème cérébral.
8. Une élévation de la tête à 30° favorise le drainage veineux et diminue la PIC.

◆ Questions ouvertes

Répondez en quelques phrases aux questions suivantes.

1. Expliquez la doctrine de Monro-Kellie et son rôle dans la régulation de la PIC.

2. Quels sont les signes cliniques précoces et tardifs d'une hypertension intracrânienne ?
3. En quoi la relation entre pression artérielle et pression intracrânienne est-elle essentielle à la survie du patient neurochirurgical ?
4. Quelles stratégies thérapeutiques permettent de réduire la PIC en situation d'urgence ?
5. Pourquoi l'hyperventilation modérée peut-elle être utilisée temporairement pour diminuer la PIC ?
6. Comment différencier une céphalée due à une HTIC d'une céphalée due à une hypotension intracrânienne ?
7. Quels examens complémentaires peuvent être réalisés pour évaluer une augmentation de la PIC ?
8. Quels sont les risques d'un engagement cérébral et comment le prévenir en réanimation neurochirurgicale ?

◆ Cas clinique

Mettez-vous dans la peau d'un infirmier en service de neurochirurgie et analysez la situation suivante.

Mme D., 56 ans, est hospitalisée en neurochirurgie pour une hémorragie cérébrale. Vous constatez une agitation inhabituelle, des céphalées intenses, une bradycardie à 48 bpm et une hypertension artérielle à 190/100 mmHg. Ses pupilles sont asymétriques, avec une mydriase à droite et une réactivité lente à la lumière.

Questions :

1. Quels sont les éléments cliniques évoquant une augmentation de la PIC ?
2. Quel type d'engagement cérébral est suspecté chez cette patiente ?
3. Quelles actions immédiates devez-vous mettre en place pour prévenir l'aggravation de son état ?

4. Quels traitements sont envisageables pour diminuer la PIC en urgence ?

◆ Correction et explication des réponses

📌 *Vous pouvez répondre aux questions et je vous fournirai une correction détaillée avec explications pour chaque réponse.*

Ce **quiz** permet de tester **vos connaissances** et de renforcer votre **réflexion clinique** face aux variations de la pression intracrânienne. Il s'adresse aux **étudiants infirmiers**, aux **infirmiers en exercice** et à toute personne souhaitant approfondir ses compétences en **neurochirurgie**.

Prêt à relever le défi ? 💡 👩‍⚕️ 👨‍⚕️ 🔥

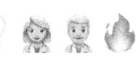

Chapitre 2 :

Pathologies neurochirurgicales courantes

2.1. Traumatisme crânien (TC)

- Types de TC : léger, modéré, sévère

Le **traumatisme crânien (TC)** est une atteinte du crâne et/ou du cerveau résultant d'un choc direct ou indirect sur la tête. Il peut entraîner des lésions cérébrales primaires immédiates et des complications secondaires mettant en jeu le pronostic vital ou fonctionnel.

L'évaluation de la gravité d'un TC repose sur plusieurs critères, dont le **score de Glasgow (GCS)**, la durée de la perte de conscience et la présence de signes neurologiques. On distingue trois niveaux de sévérité : **léger, modéré et sévère**.

1. Traumatisme crânien léger (GCS 13-15)

Le **traumatisme crânien léger (TCL)** représente **80 à 90 % des TC**. Il se définit par un **score de Glasgow compris entre 13 et 15**, une **perte de connaissance brève (<30 minutes) ou absente**, et une **amnésie post-traumatique de moins d'une heure**.

1.1. Causes fréquentes

- Chute (domicile, sport, accident du travail).
- Accident de la voie publique (piéton, cycliste, moto).
- Agressions physiques ou chocs accidentels.

1.2. Manifestations cliniques

- Céphalées modérées.
- Nausées et vomissements.
- Vertiges, confusion transitoire.
- Troubles de la mémoire (amnésie post-traumatique brève).

1.3. Risques et complications

- Risque de **détérioration secondaire** si une lésion intracrânienne est présente (ex : hématome sous-dural).
- Surveillance des signes d'aggravation (céphalées persistantes, somnolence, troubles du comportement).
- **Syndrome post-commotionnel** : céphalées, troubles de la concentration, irritabilité pouvant durer plusieurs semaines.

1.4. Prise en charge

- Observation clinique pendant **au moins 6 heures** aux urgences.
- Scanner cérébral indiqué si critères de gravité (vomissements répétés, GCS < 15, amnésie prolongée, antécédent d'anticoagulation).
- Retour à domicile possible avec **surveillance par un proche pendant 24 à 48 heures**.

2. Traumatisme crânien modéré (GCS 9-12)

Le **traumatisme crânien modéré** est un TC avec un **score de Glasgow entre 9 et 12**, une perte de connaissance pouvant aller jusqu'à **30 minutes à 6 heures**, et une amnésie post-traumatique plus prolongée.

2.1. Causes fréquentes

- Accidents de la route à impact modéré.
- Chutes avec impact violent sur la tête.
- Accidents de sport avec traumatisme direct.

2.2. Manifestations cliniques

- Céphalées importantes et persistantes.

- Troubles de la vigilance, somnolence.
- Désorientation temporo-spatiale.
- Nausées, vomissements répétés.
- Signes neurologiques focaux possibles (paralysie partielle, trouble du langage).

2.3. Risques et complications

- Hémorragies intracrâniennes (hématome extradural, sous-dural ou intraparenchymateux).
- Œdème cérébral avec augmentation de la pression intracrânienne (PIC).
- Crises épileptiques post-traumatiques.

2.4. Prise en charge

- **Hospitalisation en unité de soins continus** pour surveillance neurologique rapprochée.
- **Scanner cérébral systématique** pour dépister une lésion intracrânienne.
- **Surveillance stricte du score de Glasgow** et de l'apparition de signes d'engagement cérébral.
- **Traitement symptomatique** : antalgiques, antiémétiques, repos strict.

3. Traumatisme crânien sévère (GCS ≤ 8)

Le **traumatisme crânien sévère** est une urgence neurochirurgicale. Il se définit par un **score de Glasgow ≤ 8**, indiquant une altération majeure de la conscience. Il s'accompagne souvent de lésions cérébrales graves et d'un risque élevé de décès ou de séquelles neurologiques.

3.1. Causes fréquentes

- Accidents de la route à haute cinétique (voiture, moto).
- Chutes de grande hauteur (>2 mètres).
- Traumatisme pénétrant (arme à feu, objet perforant).

- Choc violent avec perte de connaissance prolongée.

3.2. Manifestations cliniques

- **Coma** ou altération profonde de la vigilance.
- **Glasgow ≤ 8** (absence d'ouverture des yeux, de réponse verbale ou motrice adaptée).
- Signes neurologiques focaux (hémiplégie, anisocorie, réflexes anormaux).
- Signes d'**hypertension intracrânienne** (triade de Cushing : HTA, bradycardie, respiration irrégulière).
- Convulsions post-traumatiques.

3.3. Risques et complications

- Engagement cérébral et compression du tronc cérébral.
- Ischémie cérébrale par baisse de la pression de perfusion cérébrale (PPC).
- Hémorragies cérébrales massives (hématome extradural, sous-dural, contusions hémorragiques).
- Défaillance multi-organique si hypoxie cérébrale prolongée.

3.4. Prise en charge en urgence

- **Intubation et ventilation mécanique** en cas de détresse neurologique ou respiratoire.
- **Scanner cérébral en urgence** pour identifier une lésion neurochirurgicale.
- **Réanimation neurochirurgicale** avec contrôle strict de la pression intracrânienne (osmothérapie, hyperventilation modérée, sédation).
- **Chirurgie neurochirurgicale urgente** si hématome compressif ou engagement cérébral imminent.

Tableau récapitulatif des types de TC

Gravité	Score de Glasgow	Perte de conscience	Signes cliniques	Prise en charge
Léger	13-15	< 30 min	Céphalées, amnésie post-traumatique brève, vomissements isolés	Surveillance clinique, retour à domicile possible
Modéré	9-12	30 min à 6h	Troubles de la vigilance, vomissements répétés, signes neurologiques focaux	Hospitalisation, scanner cérébral, surveillance stricte
Sévère	≤ 8	> 6h	Coma, anisocorie, HTIC, Glasgow altéré	Intubation, scanner en urgence, soins intensifs, chirurgie possible

Conclusion

La classification des traumatismes crâniens en **léger, modéré et sévère** permet d'adapter la prise en charge en fonction de la gravité des lésions. Un **TC sévère** nécessite une réanimation immédiate et une prise en charge neurochirurgicale urgente pour éviter l'engagement cérébral et limiter les séquelles neurologiques. La **surveillance infirmière** est essentielle pour détecter toute aggravation et assurer une intervention rapide en cas de complications.

Prochaine section : Évaluation initiale du TC et prise en charge infirmière.

- **Évaluation initiale : échelle de Glasgow (GCS), signes cliniques d'aggravation**

L'évaluation initiale d'un patient ayant subi un **traumatisme crânien (TC)** repose sur une approche systématique visant à identifier la gravité des lésions et à anticiper les complications. Parmi les outils d'évaluation, l'**échelle de Glasgow (GCS)** est la référence pour évaluer le niveau de conscience. La détection précoce des **signes d'aggravation** est essentielle pour ajuster la prise en charge et prévenir les complications neurologiques graves, comme l'**engagement cérébral**.

1. Échelle de Glasgow (GCS) : outil fondamental d'évaluation neurologique

L'**échelle de Glasgow (Glasgow Coma Scale, GCS)** permet d'évaluer la gravité d'un traumatisme crânien en analysant **trois réponses comportementales** :

- **Ouverture des yeux (4 points)**
- **Réponse verbale (5 points)**
- **Réponse motrice (6 points)**

Le score total varie de **3 (coma profond)** à **15 (état normal)**.

Réponse	Score	Critères d'évaluation
Ouverture des yeux	4	Spontanée
	3	À la voix
	2	À la douleur
	1	Aucune
Réponse verbale	5	Orientée, cohérente

	4	Confuse, désorientée
	3	Mots inappropriés
	2	Sons incompréhensibles
	1	Aucune réponse
Réponse motrice	6	Obéit aux ordres
	5	Localise la douleur
	4	Retrait à la douleur
	3	Flexion anormale (décortication)
	2	Extension anormale (décérébration)
	1	Aucune réponse

1.1. Interprétation du score de Glasgow

- **GCS 13-15** → **Traumatisme crânien léger** (surveillance clinique)
- **GCS 9-12** → **Traumatisme crânien modéré** (scanner cérébral, hospitalisation)
- **GCS ≤ 8** → **Traumatisme crânien sévère** (intubation, soins intensifs)

📌 Un score de Glasgow ≤ 8 est un critère de coma nécessitant une prise en charge en réanimation.

1.2. Limitations du GCS

- Moins fiable chez les **patients intubés ou sédatés**.
- Difficulté d'évaluation en cas de **barrière linguistique ou de déficits préexistants** (aphasie, surdité).
- Complémentaire d'autres évaluations, notamment **la réactivité pupillaire et l'imagerie cérébrale**.

2. Signes cliniques d'aggravation : repérer l'urgence neurologique

Après un TC, le patient doit être **surveillé de manière rapprochée** pour détecter toute **détérioration neurologique** pouvant témoigner d'une **augmentation de la pression intracrânienne (PIC)** ou d'une **lésion cérébrale évolutive**.

2.1. Signes d'alarme nécessitant une prise en charge urgente

📌 **Altération de la conscience**

- Baisse du **score de Glasgow** ≥ 2 points.
- Somnolence anormale, confusion, agitation inexpliquée.
- Coma progressif.

📌 **Troubles pupillaires : atteinte du tronc cérébral**

- **Anisocorie** (pupilles de tailles inégales).
- **Mydriase unilatérale fixe** (compression du nerf III, engagement temporal).
- Absence de **réflexe photomoteur** (atteinte cérébrale sévère).

📌 **Signes moteurs anormaux**

- **Hémiparésie ou hémiplégie** (déficit moteur d'un côté).
- **Posture de décortication (flexion anormale)** = atteinte du cortex cérébral.
- **Posture de décérébration (extension anormale)** = atteinte du tronc cérébral (prognostic très péjoratif).

📌 **Signes d'HTIC (hypertension intracrânienne)**

- **Céphalées intenses et persistantes**.
- **Vomissements en jet** sans nausée.

- **Troubles visuels** (flou visuel, diplopie).
- **Signes de Cushing** (HTA, bradycardie, respiration irrégulière).

📌 **Convulsions post-traumatiques**

- Survenue de crises épileptiques après le TC.
- Peut indiquer une **contusion cérébrale ou une hémorragie intracrânienne**.

3. Prise en charge en cas de signes d'aggravation

L'apparition de signes neurologiques d'aggravation impose une **réévaluation immédiate et une prise en charge urgente**.

3.1. Conduite à tenir en urgence

◆ **Surveillance neurologique intensive**

☑ Réévaluer **toutes les 15-30 minutes** en cas de doute.

☑ Score de Glasgow, pupilles, réponse motrice.

◆ **Imagerie cérébrale en urgence**

☑ **Scanner cérébral** : recherche d'un hématome compressif, d'un œdème cérébral ou d'une hydrocéphalie post-traumatique.

◆ **Contrôle des paramètres vitaux et de la pression intracrânienne**

☑ **Élévation du tronc à 30°** (favorise le drainage veineux).

☑ **Oxygénation et contrôle de la PCO_2** (hyperventilation modérée si PIC élevée).

☑ **Mannitol ou soluté hypertonique** en cas de signes d'HTIC.

☑ **Intubation et sédation** si Glasgow ≤ 8 ou détresse respiratoire.

◆ **Prévention de l'engagement cérébral**

☑ **Drain ventriculaire externe (DVE)** si hydrocéphalie.

☑ **Chirurgie décompressive** en cas d'hématome expansif (hématome extradural, sous-dural).

📌 Tout patient avec un TC sévère (GCS ≤ 8) doit être admis en réanimation neurochirurgicale.

4. Surveillance infirmière et rôle du soignant

L'infirmier(e) joue un **rôle central** dans la détection précoce des signes d'aggravation et la mise en place des mesures adaptées.

◆ **Surveillance clinique rigoureuse**

- Glasgow toutes les **30 min à 1h** en fonction du risque.
- **Contrôle pupillaire bilatéral** (taille, réactivité).
- Surveillance des **troubles du comportement** (agitation, confusion, irritabilité).

◆ **Prévention des complications**

- Maintenir une **oxygénation adéquate** (saturation > 94 %).
- Éviter les **manœuvres augmentant la PIC** (toux, Valsalva, mobilisation brutale).
- Surveillance des **constantes vitales** pour prévenir la triade de Cushing.

◆ **Éducation du patient et de la famille**

- Expliquer les **signes d'aggravation** à surveiller après un retour à domicile (céphalées persistantes, troubles de la conscience, vomissements répétés).
- Insister sur la nécessité d'un **suivi médical** en cas de TC modéré à sévère.

Conclusion

L'évaluation initiale d'un traumatisme crânien repose sur le **score de Glasgow (GCS)** et la détection des **signes neurologiques d'aggravation**. Une surveillance clinique rigoureuse permet d'adapter la prise en charge et d'éviter les complications graves comme l'**hypertension intracrânienne** et l'**engagement cérébral**. L'infirmier(e) a un rôle clé dans cette surveillance et dans l'anticipation des urgences neurochirurgicales.

- Prise en charge infirmière

La prise en charge infirmière d'un **traumatisme crânien (TC)** repose sur une **surveillance rigoureuse**, une **prévention des complications** et un **accompagnement du patient et de sa famille**. Selon la gravité du TC (**léger, modéré ou sévère**), l'infirmier(e) doit adapter les soins et la surveillance afin de prévenir les risques de détérioration neurologique.

1. Objectifs de la prise en charge infirmière

☑ **Assurer la sécurité du patient** et prévenir les complications secondaires.
☑ **Surveiller l'évolution neurologique** pour détecter toute aggravation précoce.
☑ **Maintenir une pression intracrânienne (PIC) stable** et éviter l'ischémie cérébrale.
☑ **Apporter du confort et soulager la douleur.**
☑ **Informer et rassurer la famille** sur l'évolution du patient.

2. Surveillance infirmière rigoureuse

2.1. Évaluation neurologique fréquente

📌 **Échelle de Glasgow (GCS) toutes les 30 min à 1h selon la gravité**

- Détecter une altération de la vigilance (diminution ≥ 2 points du GCS = urgence).
- Observer la réponse motrice et verbale.

📌 **Surveillance pupillaire (toutes les 30 min à 1h)**

- Taille, symétrie et réactivité des pupilles.
- **Mydriase unilatérale aréactive** → engagement cérébral imminent.

📌 **Signes d'HTIC (hypertension intracrânienne)**

- **Céphalées intenses, vomissements en jet, troubles visuels.**

- **Triade de Cushing** : HTA, bradycardie, respiration irrégulière = engagement cérébral.

📌 **Signes neurologiques focaux**

- Hémiparésie, paralysie faciale, troubles du langage.
- Convulsions post-traumatiques.

2.2. Surveillance des constantes vitales

- **Pression artérielle (PA)** : éviter l'hypotension (PAM < 65 mmHg = ischémie cérébrale).
- **Fréquence cardiaque (FC)** : bradycardie = signe d'HTIC.
- **Fréquence respiratoire (FR)** : bradypnée ou respiration irrégulière = atteinte du tronc cérébral.
- **Température** : hyperthermie peut aggraver l'œdème cérébral.

2.3. Surveillance de la pression intracrânienne (PIC) et de la perfusion cérébrale (PPC)

Si monitorage de la PIC en soins intensifs

- PIC normale : **5-15 mmHg**.
- **PIC > 20 mmHg** = risque de souffrance cérébrale.
- **Pression de perfusion cérébrale (PPC)** :
-

$$PPC = PAM - PIC$$

- Objectif : maintenir **PPC entre 60-80 mmHg** pour éviter l'ischémie cérébrale.

3. Soins et interventions infirmières

3.1. Maintien d'une PIC stable

📌 **Position du patient**

☑ **Élévation du tronc à 30°** (favorise le drainage veineux cérébral).

☑ **Éviter les flexions du cou** (risque d'augmentation de la PIC).

📌 **Éviter les stimuli augmentant la PIC**

❌ Éviter les efforts de toux, vomissements, agitation (favorisent l'élévation de la PIC).

☑ Administration d'**antalgiques et antiémétiques** (prévention de la douleur et des vomissements).

☑ **Sédation si agitation** (propofol, midazolam).

📌 **Contrôle de la ventilation et de l'oxygénation**

☑ Oxygénothérapie si SpO_2 < 94 %.

☑ **Hyperventilation modérée ($PaCO_2$ 35-38 mmHg)** pour réduire la PIC.

☑ Surveillance des gaz du sang ($PaCO_2$ ↑ = vasodilatation cérébrale = augmentation de la PIC).

📌 **Contrôle de l'œdème cérébral**

☑ **Mannitol 20 % ou soluté salé hypertonique** si HTIC sévère.

☑ **Drain ventriculaire externe (DVE)** si hydrocéphalie.

3.2. Gestion des complications

📌 Prévention des convulsions

✅ Surveillance de l'activité musculaire.

✅ Administration d'**antiépileptiques (phénytoïne, lévétiracétam)** en prévention.

📌 Prévention des infections

✅ Soins rigoureux des **cathéters veineux, sondes urinaires et drains**.

✅ Surveillance de la température et de la CRP (infection = risque d'aggravation neurologique).

📌 Prévention du syndrome de stress post-traumatique

✅ Surveillance des troubles anxieux ou du comportement après un TC.

✅ Rassurer le patient sur son état et son évolution.

4. Prise en charge selon la gravité du TC

Type de TC	Prise en charge
TC léger (GCS 13-15)	Surveillance 6-24h, retour à domicile possible si aucun critère de gravité.
TC modéré (GCS 9-12)	Hospitalisation, scanner cérébral, surveillance neurologique stricte.
TC sévère (GCS ≤ 8)	Intubation, ventilation, réanimation neurochirurgicale, chirurgie possible.

5. Accompagnement du patient et de la famille

📌 **Éducation du patient en cas de TC léger**

- Surveillance des **signes d'aggravation** (céphalées persistantes, vomissements, confusion).
- Repos strict, **éviter l'alcool, les écrans et les efforts physiques** pendant 48h.

📌 **Soutien à la famille en cas de TC sévère**

- Expliquer la situation, le pronostic et les traitements en cours.
- Offrir un soutien psychologique, répondre aux questions.

6. Cas clinique et prise en charge infirmière

👤 **Exemple clinique**
M. B., 45 ans, chute de 2m avec TC modéré (GCS 10), céphalées, vomissements, confusion.

📌 **Conduite infirmière immédiate :**

☑ **Score de Glasgow toutes les 30 min**.

☑ **Surveillance pupillaire** (mydriase, anisocorie ?).

☑ **Prévention de l'HTIC** (tête à 30°, éviter agitation, antalgiques).

☑ **Préparation pour scanner cérébral**.

☑ **Installation en unité de soins continus** pour surveillance étroite.

📌 Si aggravation neurologique (GCS 8, mydriase unilatérale, HTA, bradycardie) :

🪦 Urgence neurologique → alerte médecin → intubation et transfert en réanimation.

7. Conclusion

La **prise en charge infirmière du TC** est cruciale pour éviter les complications **neurologiques, respiratoires et infectieuses**. Une **surveillance stricte du GCS, des pupilles et des signes d'HTIC** permet de prévenir l'**engagement cérébral**. L'infirmier(e) joue également un rôle clé dans le **confort du patient et l'accompagnement de la famille**.

💡 En neurochirurgie, chaque minute compte ! Une prise en charge précoce et adaptée améliore significativement le **pronostic des patients.** 🚑👩‍⚕️👨‍⚕️

2.2. Accidents vasculaires cérébraux (AVC)

- Différenciation entre AVC ischémique et hémorragique

L'**accident vasculaire cérébral (AVC)** est une **urgence neurologique** qui survient lorsqu'une partie du cerveau est privée de sang, entraînant un déficit neurologique brutal. Il existe **deux principaux types d'AVC** :

- **L'AVC ischémique (infarctus cérébral)**, dû à une **obstruction** d'un vaisseau sanguin.
- **L'AVC hémorragique (hémorragie cérébrale)**, causé par une **rupture vasculaire** entraînant une hémorragie intracérébrale.

La **différenciation entre ces deux types d'AVC est essentielle** car leur prise en charge est totalement différente.

1. AVC ischémique : infarctus cérébral (80 à 85 % des AVC)

L'**AVC ischémique** est causé par une **interruption du flux sanguin cérébral** due à l'obstruction d'une artère cérébrale. Le manque d'oxygène entraîne la mort des neurones dans la zone touchée (*nécrose ischémique*).

1.1. Mécanismes de l'AVC ischémique

L'obstruction d'une artère cérébrale peut survenir par plusieurs mécanismes :

- **Thrombose locale** : formation d'un caillot sanguin sur une plaque d'athérome dans une **artère cérébrale**(athérothrombose).
- **Embolie** : un caillot formé à distance (souvent dans le cœur) migre et bloque une artère cérébrale (**embolie cardiaque** en cas de fibrillation auriculaire).
- **Sténose artérielle** : rétrécissement progressif d'une artère, réduisant l'apport sanguin.

1.2. Facteurs de risque de l'AVC ischémique

- **Facteurs cardiovasculaires** :
  - ✅ Hypertension artérielle (HTA)

- ☑ Fibrillation auriculaire (risque d'embolie)
- ☑ Athérosclérose (dépôts de cholestérol dans les artères)

- **Facteurs métaboliques** :
  - ☑ Diabète
  - ☑ Hypercholestérolémie
  - ☑ Tabac, obésité

- **Facteurs transitoires** :
  - ☑ AVC transitoire (*Accident Ischémique Transitoire – AIT*)
  - ☑ Déshydratation

1.3. Signes cliniques de l'AVC ischémique

- **Déficit moteur brutal** (hémiplégie ou hémiparésie).
- **Trouble du langage** (aphasie si atteinte de l'hémisphère gauche).
- **Déficit sensitif** (engourdissement d'un côté du corps).
- **Trouble de la vision** (hémianopsie latérale homonyme).
- **Troubles de l'équilibre, vertiges, ataxie** (atteinte du tronc cérébral).

1.4. Diagnostic de l'AVC ischémique

📌 Scanner cérébral sans injection en urgence :

- **Exclut un AVC hémorragique**.
- Peut être normal en phase très précoce.

📌 IRM cérébrale en diffusion :

- Permet de **visualiser l'ischémie dès les premières heures**.

📌 **Échographie Doppler des carotides :**

- Recherche une **sténose carotidienne** (cause fréquente d'AVC).

📌 **Bilan cardiologique (ECG, Holter) :**

- Recherche une **fibrillation auriculaire** ou une **cardiopathie emboligène**.

2. AVC hémorragique : hémorragie cérébrale (15 à 20 % des AVC)

L'**AVC hémorragique** est causé par la **rupture d'un vaisseau cérébral**, entraînant une **hémorragie intracérébrale** qui comprime les structures cérébrales.

2.1. Causes de l'AVC hémorragique

- **Hypertension artérielle (HTA) chronique** → principale cause.
- **Rupture d'un anévrisme cérébral** → peut provoquer une **hémorragie méningée**.
- **Malformation artério-veineuse (MAV)** → fragilité vasculaire congénitale.
- **Traumatisme crânien** → hématome intra-parenchymateux.
- **Troubles de la coagulation** (anticoagulants, thrombopénie sévère).

2.2. Signes cliniques de l'AVC hémorragique

- **Début brutal avec céphalée intense** (« coup de tonnerre » en cas d'hémorragie méningée).
- **Déficit neurologique sévère** (hémiplégie, troubles du langage).
- **Altération rapide de la conscience** (somnolence, coma).

- **Vomissements en jet** (signes d'hypertension intracrânienne).
- **Raideur de la nuque et photophobie** en cas d'hémorragie méningée.

2.3. Diagnostic de l'AVC hémorragique

📌 **Scanner cérébral sans injection en urgence**

- Met en évidence un **saignement intra-parenchymateux ou méningé**.

📌 **Angio-scanner ou angiographie cérébrale**

- Recherche un **anévrisme** ou une **malformation artério-veineuse (MAV)**.

📌 **Bilan de coagulation**

- Vérification du taux d'**INR**, du **TP**, du **TCA** en cas d'anticoagulation.

3. Tableau comparatif : AVC ischémique vs. AVC hémorragique

Critères	AVC ischémique (80-85%)	AVC hémorragique (15-20%)
Mécanisme	Obstruction d'une artère cérébrale	Rupture d'un vaisseau cérébral
Début	Progressif, parfois précédé d'un AIT	Brutal, souvent pendant un effort
Signes cliniques	Hémiplégie, aphasie, déficit sensitif	Céphalée brutale, coma rapide, vomissements
Facteur de risque principal	Athérosclérose, fibrillation auriculaire	Hypertension artérielle, anévrisme

Imagerie clé	Scanner cérébral (exclure l'hémorragie)	Scanner cérébral (visualisation immédiate du saignement)
Traitement	Thrombolyse, thrombectomie, anticoagulation secondaire	Correction de l'HTA, arrêt des anticoagulants, chirurgie si nécessaire

4. Importance de la différenciation AVC ischémique / hémorragique

📌 **Pourquoi différencier les deux types d'AVC ?**

- Le traitement est totalement différent :
    - **AVC ischémique** → Thrombolyse (rt-PA) ou thrombectomie mécanique si indication.
    - **AVC hémorragique** → Arrêt des anticoagulants, réduction de la pression artérielle, parfois chirurgie.
- L'administration erronée d'un thrombolytique dans un AVC hémorragique peut être fatale !

📌 **Prise en charge immédiate**

- **Reconnaître un AVC** (**FAST** : Face, Arm, Speech, Time).
- **Appeler le 15 / 112** pour un transport médicalisé en urgence.
- **Scanner cérébral en urgence** pour orienter le traitement.

Conclusion

L'AVC ischémique et l'AVC hémorragique sont deux urgences neurologiques distinctes nécessitant une prise en charge adaptée. **Le scanner cérébral est l'examen clé pour poser le diagnostic et guider le traitement**. L'identification précoce des signes cliniques et la réactivité des soignants permettent d'améliorer le pronostic des patients et de limiter les séquelles neurologiques.

💡 **Prochaine section : Surveillance des patients post-thrombectomie et post-hémorragie cérébrale.** 🚑

- ## Surveillance des patients post-thrombectomie ou post-hématome cérébral

La prise en charge des patients ayant subi une **thrombectomie mécanique** pour un **AVC ischémique** ou une **évacuation chirurgicale d'un hématome cérébral** en cas d'**AVC hémorragique** repose sur une **surveillance rigoureuse** afin de détecter rapidement toute complication neurologique, hémodynamique ou infectieuse.

1. Objectifs de la surveillance post-thrombectomie ou post-hémorragie cérébrale

✅ **Prévenir la récidive de l'AVC** (ischémique ou hémorragique).

✅ **Surveiller l'évolution neurologique** (récupération ou aggravation).

✅ **Détecter et traiter rapidement les complications** (hémorragie secondaire, œdème cérébral, troubles de la coagulation).

✅ **Optimiser la rééducation précoce** et prévenir les complications liées à l'alitement prolongé.

2. Surveillance post-thrombectomie (AVC ischémique)

La **thrombectomie mécanique** consiste à retirer un **caillot obstruant une artère cérébrale** à l'aide d'un cathéter introduit dans une artère fémorale ou radiale. Elle est réalisée dans les **6 à 24 heures** après le début des symptômes chez certains patients.

2.1. Surveillance neurologique

📌 *Fréquence : toutes les 15 min pendant 2h, puis toutes les heures pendant 24h, puis toutes les 4h*

- **Score de Glasgow (GCS)** : toute baisse ≥ 2 points est un signe d'aggravation.
- **Évaluation des déficits neurologiques** : hémiplégie, aphasie, troubles de la vision.
- **Surveillance des pupilles** : anisocorie, mydriase fixe = urgence.
- **Détection des convulsions** (peut être un signe de souffrance cérébrale post-ischémique).

2.2. Surveillance hémodynamique

📌 *Surveillance stricte de la pression artérielle (PA), car une PA trop basse ou trop élevée peut aggraver l'AVC.*

- **Objectif tensionnel post-thrombectomie** :
  - PAS entre **130 et 180 mmHg** pour maintenir la perfusion cérébrale.
  - Hypotension = risque d'**hypoperfusion cérébrale** et d'aggravation de l'ischémie.
  - Hypertension excessive = risque d'**hémorragie secondaire**.

2.3. Surveillance du site de ponction artérielle (fémoral ou radial)

- Risque d'**hématome ou de saignement** au point de ponction.
- Surveillance des **pulsations distales et du remplissage capillaire** (complications vasculaires).
- Détection d'un **hématome compressif** pouvant entraîner une ischémie du membre.

2.4. Surveillance de l'hémorragie intracrânienne post-thrombectomie

📌 *Le risque principal après la thrombectomie est l'apparition d'une hémorragie cérébrale secondaire.*

- Signes d'alarme :
  - ✅ **Dégradation neurologique brutale** (baisse du GCS, déficit moteur aggravé).
  - ✅ **Céphalées intenses, vomissements en jet**.
  - ✅ **HTA sévère ou instabilité hémodynamique**.
  - ✅ **Convulsions ou coma**.
- **Scanner cérébral en urgence si suspicion d'hémorragie**.

2.5. Autres surveillances spécifiques

- **Bilan de coagulation** si patient sous anticoagulants (INR, TCA, plaquettes).

- **Contrôle de la glycémie** (hyperglycémie = facteur d'aggravation des lésions ischémiques).
- **Surveillance de la température** (fièvre = aggravation du pronostic neurologique).

3. Surveillance post-hématome cérébral (AVC hémorragique avec ou sans chirurgie)

Un **hématome cérébral** peut être **pris en charge médicalement** ou nécessiter une **intervention neurochirurgicale** (craniectomie décompressive, drainage). La surveillance est essentielle pour éviter une **expansion hémorragique** et une **hypertension intracrânienne (HTIC)**.

3.1. Surveillance neurologique stricte

Surveillance toutes les 15 min en phase aiguë, puis toutes les heures

- **Score de Glasgow (GCS)** : suivi de l'évolution de la conscience.
- **Surveillance des pupilles** : réactivité et symétrie.
- **Signes d'engagement cérébral** :
    - Mydriase unilatérale fixe.
    - Triade de Cushing (HTA, bradycardie, respiration irrégulière).
    - Perte de réponse motrice.

3.2. Surveillance de la pression intracrânienne (PIC) en soins intensifs

Si le patient a un capteur de PIC (DVE ou sonde intraparenchymateuse)

- **Valeur normale de la PIC : 5-15 mmHg**.
- **Si PIC > 20 mmHg** → risque d'engagement cérébral.
- **Mesures pour réduire la PIC** :
  - ☑ Surélévation de la tête à **30°**.
  - ☑ Hyperventilation modérée (PaCO$_2$ 35-38 mmHg).
  - ☑ Osmothérapie (mannitol ou NaCl hypertonique).
  - ☑ Sédation et analgésie (propofol, midazolam).
  - ☑ Drainage ventriculaire externe (DVE) si hydrocéphalie.

3.3. Surveillance tensionnelle post-hémorragie cérébrale

📌 *L'objectif est de contrôler la pression artérielle sans altérer la perfusion cérébrale.*

- **Objectif tensionnel post-AVC hémorragique** :
  - **PAS < 140 mmHg** pour éviter une extension de l'hémorragie.
  - **PAS > 110 mmHg** pour éviter l'ischémie cérébrale secondaire.
- Administration d'**anti-hypertenseurs IV** (nicardipine, labétalol) si nécessaire.

3.4. Surveillance du drainage post-chirurgical

📌 *Si un drain ventriculaire externe (DVE) est en place pour évacuer le sang et le liquide céphalorachidien (LCR)*

- Vérifier le **débit de drainage et la couleur du LCR** (hémorragique, clair, trouble).
- **Risque d'infection (méningite, ventriculite)** → surveillance de la température, numération leucocytaire, CRP.

3.5. Surveillance de l'hémostase et du risque hémorragique

- Vérification du **bilan de coagulation** (TP, INR, plaquettes).
- Arrêt des **anticoagulants et antiagrégants plaquettaires** en phase aiguë.
- **Correction des anomalies de coagulation** (Vitamine K, PPSB si INR élevé).

4. Surveillance et rééducation précoce

📌 Prévention des complications liées à l'alitement prolongé

✅ Mobilisation passive et kinésithérapie précoce.

✅ Prévention des escarres et thromboses veineuses (HBPM, bas de contention).

✅ Soins de bouche et prévention des fausses routes.

📌 Préparation à la rééducation post-AVC

✅ Évaluation de la **déglutition** avant réalimentation (test de Guss).

✅ Prise en charge de l'**aphasie et troubles cognitifs**.

✅ Soutien psychologique et information des familles.

5. Conclusion

La surveillance post-thrombectomie et post-hématome cérébral est essentielle pour prévenir les complications **neurologiques,**

hémodynamiques et infectieuses. Une détection précoce des **signes de détérioration neurologique** permet une intervention rapide et améliore le pronostic des patients victimes d'AVC. L'infirmier(e) joue un **rôle clé** dans cette surveillance, garantissant la sécurité et le confort du patient en phase aiguë.

• Mesures préventives et rôle infirmier

La prévention des accidents vasculaires cérébraux (**AVC**) repose sur une **prise en charge des facteurs de risque** et une **intervention rapide** pour limiter les séquelles et améliorer le pronostic du patient. L'infirmier(e) joue un rôle clé dans la **prévention primaire** (éviter la survenue d'un AVC), la **prévention secondaire** (éviter une récidive) et la **prévention des complications** post-AVC.

1. Prévention primaire : réduire le risque d'AVC

Objectif : Diminuer l'incidence des AVC en agissant sur les facteurs de risque modifiables.

1.1. Identification des facteurs de risque

Facteurs cardiovasculaires :

- **Hypertension artérielle (HTA)** → principal facteur de risque.
- **Fibrillation auriculaire (FA)** → risque d'embolie cérébrale.

- **Athérosclérose** → sténose des carotides.

☑ **Facteurs métaboliques :**

- **Diabète** → hyperglycémie favorisant l'athérosclérose.
- **Hypercholestérolémie** → dépôts lipidiques dans les artères.

☑ **Facteurs liés au mode de vie :**

- **Tabac** → augmente le risque de thrombose.
- **Alcool** → élévation de la pression artérielle.
- **Sédentarité et obésité** → facteur aggravant les comorbidités.

1.2. Actions infirmières en prévention primaire

📌 **Éducation thérapeutique du patient**

- Expliquer les risques liés à l'HTA, au diabète et au tabac.
- Conseiller une **alimentation équilibrée** (régime pauvre en sel et en graisses saturées).
- Encourager **l'activité physique régulière**.

📌 **Dépistage des troubles cardiovasculaires**

- Surveillance de la **pression artérielle** et suivi médical en cas d'HTA.
- Dépistage de la **fibrillation auriculaire** (prise du pouls, ECG).
- Surveillance de la **glycémie** chez les patients diabétiques.

📌 **Accompagnement au sevrage tabagique et alcoolique**

- Orientation vers une consultation d'addictologie.
- Proposition de substituts nicotiniques.

2. Prévention secondaire : éviter une récidive d'AVC

📌 **Objectif** : Prévenir un **deuxième AVC** en optimisant le suivi médical et en adaptant le traitement.

2.1. Surveillance des traitements médicamenteux

☑ **Antiagrégants plaquettaires**

- Aspirine, clopidogrel → prévention des AVC ischémiques.
- Surveillance du risque hémorragique.

☑ **Anticoagulants oraux (AVK, AOD)**

- Indiqués en cas de **fibrillation auriculaire** (prévention de l'embolie cérébrale).
- Surveillance de l'**INR** si traitement par AVK.

☑ **Contrôle de la tension artérielle**

- Objectif **PAS < 140 mmHg**.
- Prescription d'antihypertenseurs (IEC, diurétiques).

☑ **Statines**

- Réduction du cholestérol et stabilisation des plaques d'athérome.

2.2. Suivi infirmier et éducation du patient

📌 **Rôle infirmier dans le suivi post-AVC**

- Vérifier l'**adhésion au traitement** et éduquer sur l'importance de la prise régulière.
- Apprendre au patient à **reconnaître les signes d'alerte** d'un nouvel AVC (paralysie, troubles du langage).
- Conseiller des **bilans cardiovasculaires réguliers**.

📌 **Accompagnement psycho-social**

- Soutenir le patient et ses proches face aux **troubles cognitifs ou moteurs** post-AVC.
- Aider à la réinsertion sociale et professionnelle.

3. Prévention des complications post-AVC : rôle infirmier en soins aigus et rééducation

Un patient ayant subi un AVC peut développer de nombreuses complications nécessitant une **prise en charge précoce** pour améliorer son rétablissement.

3.1. Prévention de la récidive et surveillance neurologique

📌 **Surveillance clinique intensive**

- **Score de Glasgow (GCS)** toutes les heures en phase aiguë.
- Surveillance des **déficits moteurs** et sensitifs (évolution des paralysies).
- Évaluation des **troubles du langage et cognitifs**.

📌 **Surveillance de la pression artérielle**

- **HTA mal contrôlée** = risque d'hémorragie cérébrale secondaire.
- **Hypotension** = risque d'ischémie cérébrale secondaire.

📌 **Détection des signes d'aggravation**

- **Détérioration neurologique brutale** (baisse du GCS, troubles pupillaires).

- **Signes d'HTIC** (céphalées, vomissements en jet, bradycardie).
- Scanner cérébral en urgence si suspicion de complications.

3.2. Prévention des complications liées à l'alitement prolongé

📌 Prévention des escarres et des infections

✅ Mobilisation précoce avec le kinésithérapeute.

✅ Changement de position toutes les **2 heures**.

✅ Surveillance cutanée et hydratation de la peau.

📌 Prévention des complications thromboemboliques

✅ Bas de contention et anticoagulants prophylactiques.

✅ Mobilisation passive puis active des membres.

📌 Prévention des fausses routes et troubles de la déglutition

✅ Test de **Guss** (évaluation de la déglutition).

✅ Alimentation adaptée (texture modifiée, épaississants).

✅ Surveillance des **signes de fausse route** (toux, encombrement bronchique).

📌 Prévention de la dépression post-AVC

✅ Surveillance des signes de dépression (isolement, tristesse).

✅ Orientation vers une prise en charge psychologique si nécessaire.

4. Éducation des aidants et du patient post-AVC

Le retour à domicile peut être difficile pour le patient et sa famille. L'infirmier(e) doit **préparer les aidants** et **adapter les soins** au quotidien.

📌 Sensibilisation aux signes de récidive
- [x] Paralysie soudaine d'un membre ou du visage.
- [x] Troubles du langage ou de la vision.
- [x] Difficultés à marcher, vertiges.

📌 Aides techniques et aménagement du domicile
- [x] Mise en place d'un **lit médicalisé** si besoin.
- [x] Adaptation des WC et de la salle de bain.
- [x] Utilisation d'un fauteuil roulant ou d'une canne.

📌 Soutien psychologique et social
- [x] Orientation vers un réseau de **soins de suite et de réadaptation (SSR)**.
- [x] Aide aux démarches administratives (demande d'**APA**, dossier MDPH).

5. Tableau récapitulatif des mesures préventives et du rôle infirmier

Type de prévention	Actions infirmières
Prévention primaire	Contrôle des facteurs de risque, éducation sur l'HTA et le diabète, promotion d'un mode de vie sain.
Prévention secondaire	Surveillance des traitements (antiagrégants, anticoagulants), suivi tensionnel, éducation sur les signes d'alerte.
Prévention des complications post-AVC	Surveillance neurologique, prévention des escarres, des fausses routes et de la dépression, rééducation précoce.
Accompagnement post-hospitalisation	Information des aidants, adaptation du domicile, soutien psychologique.

6. Conclusion

La prévention des AVC et des complications post-AVC repose sur une prise en charge **pluridisciplinaire**, où l'infirmier(e) joue un **rôle central**. En agissant sur les **facteurs de risque**, en assurant une **surveillance rigoureuse** et en **accompagnant le patient et ses proches**, le personnel soignant contribue **activement à la récupération et à la qualité de vie des patients victimes d'AVC**. 💡 👩‍⚕️ 👨‍⚕️

2.3. Hydrocéphalie et dérivation ventriculaire

- Physiopathologie de l'hydrocéphalie

1. Définition de l'hydrocéphalie

L'**hydrocéphalie** est une **accumulation anormale du liquide céphalorachidien (LCR) dans les ventricules cérébraux**, entraînant une augmentation de la pression intracrânienne (**PIC**) et une dilatation des ventricules. Cette condition peut être **aiguë, subaiguë ou chronique** et peut survenir à tout âge.

2. Physiologie normale du liquide céphalorachidien (LCR)

Le **LCR** est un liquide biologique clair produit par les **plexus choroïdes** situés dans les ventricules cérébraux. Il remplit plusieurs rôles :

☑ **Protection mécanique du cerveau** (amortissement des chocs).

☑ **Transport des nutriments et des hormones.**

☑ **Élimination des déchets métaboliques.**

☑ **Maintien de l'homéostasie cérébrale.**

🔄 **Circuit normal du LCR :**

1. Production dans les **plexus choroïdes** des ventricules latéraux.
2. Passage dans le **troisième ventricule** via le **foramen de Monro**.

3. Écoulement vers le **quatrième ventricule** via l'**aqueduc de Sylvius**.
4. Drainage vers l'espace sous-arachnoïdien via les **trous de Luschka et Magendie**.
5. Résorption dans les **granulations arachnoïdiennes** du sinus sagittal.

En conditions normales, la production et la résorption du LCR sont **équilibrées**, maintenant une PIC stable.

3. Mécanisme physiopathologique de l'hydrocéphalie

L'hydrocéphalie survient lorsque cet équilibre est perturbé par :

1 Une **obstruction à l'écoulement du LCR** (hydrocéphalie **non communicante** ou obstructive).

2 Une **altération de la résorption du LCR** (hydrocéphalie **communicante**).

3 Une **production excessive de LCR** (rare, ex. tumeur des plexus choroïdes).

Ces perturbations entraînent :

- Une **dilatation des ventricules cérébraux**.
- Une **augmentation de la pression intracrânienne (PIC)**.
- Une **compression des structures cérébrales**, provoquant des signes cliniques.

4. Classification des types d'hydrocéphalie

Type d'hydrocéphalie	Mécanisme	Causes principales
Hydrocéphalie obstructive (non communicante)	Blocage de la circulation du LCR à un niveau précis	Tumeur cérébrale, sténose de l'aqueduc de Sylvius, hémorragie intra-ventriculaire

Hydrocéphalie communicante	Défaut de résorption du LCR au niveau des granulations arachnoïdiennes	Méningite, hémorragie sous-arachnoïdienne, fibrose méningée
Hydrocéphalie ex vacuo	Dilatation des ventricules secondaire à une atrophie cérébrale	Maladie d'Alzheimer, démence vasculaire
Hydrocéphalie à pression normale (HPN)	Excès de LCR sans augmentation de la PIC	HPN idiopathique du sujet âgé

5. Causes fréquentes de l'hydrocéphalie

📌 **Causes congénitales** (hydrocéphalie chez le nourrisson et l'enfant)

- Sténose de l'aqueduc de Sylvius.
- Malformation d'Arnold-Chiari.
- Spina bifida.

📌 **Causes acquises** (hydrocéphalie de l'adulte)

- **Hémorragie cérébrale** (hémorragie méningée, intra-ventriculaire).
- **Méningite bactérienne** (fibrose des espaces sous-arachnoïdiens).
- **Tumeurs cérébrales** (compression des voies d'écoulement du LCR).
- **Traumatismes crâniens sévères**.

6. Conséquences et signes cliniques de l'hydrocéphalie

📌 **Chez le nourrisson** (avant fermeture des fontanelles)

- **Macrocrânie progressive** (périmètre crânien augmenté).
- **Fontanelle bombée et tendue.**
- **Yeux en « coucher de soleil »** (regard dirigé vers le bas).
- **Irritabilité, pleurs excessifs.**
- **Retard du développement psychomoteur.**

📌 **Chez l'adulte (hydrocéphalie aiguë)**

- **Céphalées intenses et résistantes aux antalgiques.**
- **Vomissements en jet** (sans nausée).
- **Troubles de la conscience** (confusion, coma si HTIC sévère).
- **Diplopie, troubles visuels** (compression du nerf VI).
- **Signes d'hypertension intracrânienne (HTIC).**

📌 **Hydrocéphalie chronique ou à pression normale (HPN)**

- **Troubles de la marche** (petits pas, instabilité).
- **Incontinence urinaire.**
- **Détérioration cognitive progressive** (pseudo-démence réversible).

7. Évolution et complications

❗ Hydrocéphalie non traitée → risque de compression cérébrale sévère avec engagement cérébral !

- **Engagement temporal (uncal)** → mydriase aréactive, coma.
- **Engagement cérébelleux (amygdalien)** → bradypnée, risque d'arrêt respiratoire.
- **Détérioration cognitive irréversible** si hydrocéphalie chronique non prise en charge.

📌 **Complications secondaires**

- Atrophie cérébrale progressive.

- Crises d'épilepsie.
- Troubles moteurs invalidants.

8. Diagnostic de l'hydrocéphalie

📌 Imagerie cérébrale en urgence

☑ **Scanner cérébral sans injection** → met en évidence la **dilatation ventriculaire**.

☑ **IRM cérébrale** → permet d'analyser les flux du LCR et d'identifier une **obstruction**.

📌 Ponction lombaire (PL)

☑ Réalisée en cas de suspicion d'**hydrocéphalie communicante**.

☑ Peut être à visée diagnostique et thérapeutique (évacuation d'un excès de LCR dans l'HPN).

📌 Test de soustraction du LCR (HPN)

☑ Si amélioration des symptômes après une PL → indication d'une dérivation ventriculaire.

9. Prise en charge de l'hydrocéphalie : principes thérapeutiques

📌 Traitements médicaux (mesures temporaires en urgence)

☑ **Osmothérapie (Mannitol, NaCl hypertonique)** → diminue la pression intracrânienne.

☑ **Drainage externe temporaire du LCR** (ventriculostomie) en réanimation.

📌 **Traitement chirurgical définitif : la dérivation ventriculaire**

◆ **Dérivation ventriculo-péritonéale (DVP)** → le LCR est évacué vers la cavité péritonéale via un cathéter.

◆ **Dérivation ventriculo-atriale (DVA)** → drainage vers l'oreillette droite.

◆ **Ventriculostomie endoscopique du troisième ventricule (V3V)** → création d'un passage alternatif du LCR.

💡 **La dérivation ventriculaire est le traitement de référence de l'hydrocéphalie chronique.**

Conclusion

L'hydrocéphalie est une pathologie grave nécessitant une **prise en charge rapide et adaptée**. La compréhension de sa physiopathologie permet de mieux anticiper les **signes d'alerte**, d'optimiser la **surveillance clinique**, et de mettre en place les **interventions adaptées** (drainage, dérivation ventriculaire). L'infirmier(e) joue un rôle clé dans la **détection des symptômes**, la **prévention des complications** et l'**accompagnement des patients porteurs de dérivation ventriculaire.** 🚑 💡

- ## Surveillance des dérivations ventriculo-péritonéales (DVP)

La **dérivation ventriculo-péritonéale (DVP)** est un dispositif chirurgical permettant le **drainage du liquide céphalorachidien (LCR)** des ventricules cérébraux vers la cavité péritonéale, afin de traiter une **hydrocéphalie chronique ou obstructive**.

La surveillance de la DVP est **essentielle** pour prévenir les **complications mécaniques, infectieuses et neurologiques**. L'infirmier(e) joue un rôle clé dans le suivi post-opératoire immédiat et à long terme.

1. Objectifs de la surveillance infirmière

☑ **Assurer le bon fonctionnement de la dérivation** (évacuation correcte du LCR).

☑ **Détecter précocement les complications** (infection, obstruction, hyperdrainage ou hypodrainage).

☑ **Prévenir les infections post-opératoires**.

☑ **Informer et accompagner le patient et sa famille** sur les signes d'alerte.

2. Surveillance post-opératoire immédiate (0-72h après la pose de DVP)

2.1. Surveillance neurologique : détection des signes d'HTIC

📌 *L'objectif est de s'assurer que la dérivation réduit efficacement la pression intracrânienne.*

- **Évaluation du score de Glasgow (GCS)** toutes les **1 à 2 heures**.
- Surveillance des **pupilles** (taille, réactivité).
- Observation de **signes neurologiques anormaux** :
  ☑ Agitation, confusion, somnolence.

- ☑ Troubles de la parole ou de la vision.
- ☑ Déficit moteur (hémiplégie, hypoesthésie).

2.2. Surveillance du site opératoire (cérébral et abdominal)

📌 *Détection des complications locales liées à la chirurgie.*

- Surveillance de la cicatrice crânienne et abdominale :
  - ☑ Rougeur, œdème, chaleur → **infection locale suspectée.**
  - ☑ Écoulement de LCR ou de pus → **urgence neurochirurgicale.**
  - ☑ Douleur ou tuméfaction abdominale → **risque de péritonite ou obstruction péritonéale.**

2.3. Surveillance du fonctionnement du drain

📌 *S'assurer que la dérivation évacue correctement le LCR.*

- **Absence de céphalées persistantes** (signe d'hypodrainage).
- **Absence de vomissements en jet** (signe d'hypertension intracrânienne).
- **Absence d'un affaissement exagéré des fontanelles chez le nourrisson.**
- **Absence de signes d'hyperdrainage** (hypotension du LCR) :
  - ☑ Céphalées orthostatiques (augmentées en position debout).
  - ☑ Somnolence excessive.
  - ☑ Hydrocéphalies sous-durales survenant en cas de drainage excessif.

2.4. Surveillance infectieuse

📌 *Le risque majeur post-DVP est l'infection du matériel (méningite, ventriculite, péritonite).*

- Surveillance de la température **toutes les 4 heures**.
- Recherche de **signes d'infection méningée** :
  - ☑ Raideur de nuque.
  - ☑ Photophobie.
  - ☑ Troubles de la conscience.
- Surveillance du **bilan biologique** :
  - ☑ Hyperleucocytose et augmentation de la CRP.
  - ☑ Analyse du LCR si suspicion d'infection.

3. Surveillance au long terme de la DVP

3.1. Risques à distance : obstruction, infection, dysfonctionnement

📌 *Un patient porteur de DVP doit être surveillé régulièrement pour détecter toute complication tardive.*

A. Hypodrainage (dérivation insuffisante, obstruction partielle ou complète)

💡 *Le LCR n'est pas suffisamment drainé, entraînant une ré-accumulation dans les ventricules.*

- **Céphalées progressives** et vomissements.
- **Altération de la vigilance**.
- **Troubles visuels** (diplopie, œdème papillaire au fond d'œil).
- **Augmentation du périmètre crânien chez l'enfant**.

- **Scanner cérébral** nécessaire pour vérifier la dilatation ventriculaire.

B. Hyperdrainage (évacuation excessive du LCR)

La pression intracrânienne devient trop basse, provoquant une hypovolémie cérébrale.

- **Céphalées orthostatiques** (aggravées en position debout, soulagées en décubitus).
- **Fatigue excessive, somnolence.**
- **Collapsus des ventricules cérébraux (IRM de contrôle).**

C. Infection tardive (ventriculite, péritonite, méningite)

Risque de colonisation bactérienne du matériel (surtout dans les 6 premiers mois).

- **Fièvre inexpliquée**, frissons.
- **Raideur de nuque, photophobie** (méningite).
- **Douleurs abdominales diffuses** (péritonite si atteinte du site péritonéal).
- **Écoulement suspect sur la cicatrice abdominale ou crânienne.**
- **Analyse du LCR via ponction ventriculaire en cas de doute.**

4. Conduite à tenir en cas de complication suspectée

Urgences neurologiques nécessitant une prise en charge immédiate :

Signes cliniques	Hypothèse diagnostique	Action immédiate

Céphalées + vomissements en jet + somnolence	**Hypodrainage (obstruction de la DVP)**	Scanner cérébral en urgence, alerter neurochirurgie
Céphalées orthostatiques, fatigue	**Hyperdrainage**	Adaptation de la pression du shunt, IRM cérébrale
Fièvre, raideur de nuque, troubles neurologiques	**Ventriculite ou méningite**	Hospitalisation, antibiothérapie IV après analyse du LCR
Douleurs abdominales, distension, fièvre	**Péritonite (infection du site péritonéal)**	Échographie abdominale, hospitalisation en urgence

5. Éducation du patient et de la famille

📌 **Enseignement sur les signes d'alerte nécessitant une consultation immédiate**

✅ Céphalées inhabituelles, vomissements.

✅ Fatigue intense, troubles de la marche ou du langage.

✅ Fièvre inexpliquée, douleur abdominale.

✅ Gonflement anormal du trajet de la DVP.

📌 **Précautions générales**

✅ **Ne pas manipuler la valve** sauf avis médical.

✅ **Éviter les traumatismes crâniens et abdominaux**.

✅ **Surveillance pédiatrique** : mesure régulière du périmètre crânien chez le nourrisson.

📌 **Consultations de suivi régulières**

✅ Examen clinique et surveillance neurologique.

☑ Contrôle par imagerie (scanner ou IRM) selon le protocole médical.

6. Tableau récapitulatif des surveillances de la DVP

Surveillance	Signes recherchés	Complications associées
Neurologique	Céphalées, vomissements, confusion, troubles visuels	Hypodrainage, HTIC, engagement cérébral
Site opératoire	Rougeur, œdème, écoulement	Infection (ventriculite, péritonite)
Hémodynamique	Pression artérielle, température	Septicémie secondaire à l'infection du shunt
Drainage du LCR	Hypersécrétion ou manque de LCR	Hyperdrainage ou obstruction
Fonctionnement mécanique	Douleurs abdominales, anomalies au toucher du shunt	Obstruction, malposition du cathéter

7. Conclusion

La surveillance de la dérivation ventriculo-péritonéale est **primordiale** pour prévenir les complications neurologiques, mécaniques et infectieuses. L'infirmier(e) a un **rôle clé** dans l'**observation clinique**, la **détection des complications**, la **prise en charge des urgences** et l'**éducation thérapeutique** du patient et de ses proches.

💡 Une surveillance rigoureuse permet d'améliorer la qualité de vie et la longévité des patients porteurs de DVP !🚑💊

2.4. Tumeurs cérébrales

- **Types de tumeurs et symptomatologie associée**

Les **tumeurs cérébrales** sont des masses intracrâniennes résultant d'une **prolifération cellulaire anormale** dans le tissu cérébral ou les méninges. Elles peuvent être **bénignes** ou **malignes**, primaires ou secondaires (métastatiques).

La **symptomatologie** des tumeurs cérébrales dépend de plusieurs facteurs : **localisation, taille, vitesse de croissance et effet de masse sur les structures cérébrales**.

1. Classification des tumeurs cérébrales

1.1. Tumeurs cérébrales primaires

📌 **Origine** : issues des cellules du système nerveux central (**SNC**) ou des méninges.

Type de tumeur	Origine	Caractère	Localisation fréquente
Gliomes (astrocytomes, glioblastomes)	Cellules gliales (astrocytes, oligodendrocytes)	Malins (surtout glioblastomes)	Lobes cérébraux, tronc cérébral

Méningiomes	Méninges (arachnoïde)	Majoritairement bénins	Convexité du cerveau, base du crâne
Neurinomes (schwannomes)	Cellules de Schwann (nerfs crâniens)	Bénins	Nerf acoustique (schwannome vestibulaire)
Adénomes hypophysaires	Hypophyse	Généralement bénins	Selle turcique (hypophyse)
Épendymomes	Cellules épendymaires (ventricules)	Malins ou bénins	Moelle épinière, ventricules cérébraux
Médulloblastomes	Cellules embryonnaires (cervelet)	Malins, touche l'enfant	Cervelet

1.2. Tumeurs cérébrales secondaires (métastases cérébrales)

📌 **Origine** : dissémination de cellules cancéreuses à partir d'un cancer extracrânien.

- **Poumon (50%)**, sein, mélanome, rein, côlon → métastases fréquentes.
- **Plurifocales**, situées souvent à la **jonction substance blanche-grise**.
- Pronostic souvent défavorable en raison de la dissémination systémique du cancer.

2. Symptomatologie des tumeurs cérébrales

📌 **Les symptômes sont liés à :**

1. L'effet de masse et l'hypertension intracrânienne (HTIC).
2. L'infiltration ou la compression des structures cérébrales.

2.1. Signes généraux d'HTIC (toutes tumeurs volumineuses)

- **Céphalées** (matinales, augmentées à l'effort ou en position couchée).
- **Vomissements en jet** (sans nausée, soulage parfois les céphalées).
- **Troubles visuels** (flou visuel, œdème papillaire au fond d'œil).
- **Altération de la conscience** (somnolence, confusion, coma si HTIC sévère).
- **Triade de Cushing (HTIC sévère) : HTA, bradycardie, troubles respiratoires.**

2.2. Symptômes selon la localisation tumorale

Localisation	Symptômes neurologiques associés	Exemple de tumeur fréquente
Lobe frontal	Troubles du comportement, désinhibition, apathie, déficit moteur controlatéral (hémiparésie)	Glioblastome, méningiome de la convexité
Lobe pariétal	Troubles sensitifs (hypoesthésie, paresthésie), apraxie, troubles du schéma corporel	Astrocytome, métastases

Lobe temporal	Crises d'épilepsie temporale, hallucinations auditives, troubles mnésiques	Gliomes, métastases
Lobe occipital	Déficits visuels (hémianopsie homonyme), hallucinations visuelles	Métastases, astrocytome
Cervelet	Ataxie, dysarthrie, troubles de l'équilibre, nystagmus	Médulloblastome, hémangioblastome
Tronc cérébral	Dysphagie, diplopie, atteinte des nerfs crâniens, tétraparésie	Gliome du tronc cérébral
Hypophyse (selle turcique)	Troubles hormonaux (hyperprolactinémie, acromégalie, insuffisance corticotrope), compression du chiasma optique (hémianopsie bitemporale)	Adénome hypophysaire
Nerf acoustique (angle ponto-cérébelleux)	Hypoacousie unilatérale, vertiges, acouphènes	Schwannome vestibulaire (neurinome de l'acoustique)

2.3. Symptômes spécifiques de certaines tumeurs

📌 **Méningiomes**

- Souvent asymptomatiques, découverte fortuite.
- Si volumineux → HTIC, déficit moteur progressif.

📌 **Glioblastomes (grade IV, très agressifs)**

- Céphalées persistantes.
- Crises d'épilepsie réfractaires.
- Dégradation rapide de l'état neurologique.

📌 **Médulloblastomes (tumeurs pédiatriques)**

- Troubles de l'équilibre et démarche instable.
- Hydrocéphalie associée (vomissements, HTIC).

📌 **Métastases cérébrales**

- Apparition rapide des symptômes.
- Syndrome d'HTIC marqué, œdème cérébral massif.

3. Complications possibles des tumeurs cérébrales

- **Engagement cérébral (herniation)** : compression du tronc cérébral → coma, mydriase aréactive, arrêt respiratoire.
- **Crises d'épilepsie symptomatiques** : fréquentes dans les tumeurs du lobe temporal.
- **Hydrocéphalie obstructive** : blocage de la circulation du LCR par la tumeur.
- **Déficits neurologiques permanents** en cas de lésion cérébrale irréversible.

4. Diagnostic des tumeurs cérébrales

4.1. Imagerie cérébrale : examen clé

📌 **IRM cérébrale avec injection de gadolinium**

✅ Examen de référence → meilleure visualisation des tumeurs et œdèmes.

📌 **Scanner cérébral avec ou sans injection**

✅ Indiqué en urgence si suspicion d'HTIC ou engagement cérébral.

📌 Spectroscopie par IRM
✅ Étudie la composition biochimique de la tumeur (différenciation bénin/malin).

4.2. Examens complémentaires

📌 Biopsie stéréotaxique
✅ Diagnostic histologique précis → guide la prise en charge.

📌 Ponction lombaire (rarement indiquée)
✅ Recherche de cellules tumorales en cas de suspicion de méningite carcinomateuse.

📌 Bilan d'extension en cas de métastases cérébrales
✅ Scanner thoraco-abdomino-pelvien pour rechercher le **cancer primitif**.

5. Conclusion

Les **tumeurs cérébrales** sont une cause majeure de morbidité neurologique, nécessitant une **diagnose précoce et une prise en charge adaptée**. Leur **symptomatologie varie selon la localisation et le type tumoral**, allant des **céphalées d'HTIC aux déficits neurologiques focaux**.

L'IRM cérébrale avec injection reste l'examen clé pour le diagnostic. Une prise en charge pluridisciplinaire est indispensable pour optimiser le traitement et la qualité de vie des patients.

💡 **Prochaine section : Prise en charge et rôle infirmier dans les soins aux patients atteints de tumeurs cérébrales.**🚑👩‍⚕️👨‍⚕️

- Prise en charge pré- et post-opératoire

La prise en charge des patients atteints de **tumeurs cérébrales** implique une **préparation pré-opératoire rigoureuse** et une **surveillance post-opératoire étroite**, notamment après une **chirurgie neurochirurgicale (craniotomie, exérèse tumorale, biopsie stéréotaxique, etc.)**. L'infirmier(e) joue un rôle **clé** dans le suivi du patient, la détection des complications et le soutien psychologique.

1. Prise en charge pré-opératoire

📌 **Objectifs** :

✅ Préparer le patient à la chirurgie.

✅ Prévenir les complications peropératoires.

✅ Assurer un accompagnement psychologique.

1.1. Information et accompagnement du patient

- **Explication du déroulement de l'intervention** (exérèse partielle ou complète, biopsie).
- **Préciser les risques potentiels** (déficits neurologiques, hémorragie, infections).

- **Gestion du stress et de l'anxiété** :
  - ☑ Écoute active du patient et de ses proches.
  - ☑ Proposition d'un soutien psychologique.

1.2. Bilan pré-opératoire et optimisation de l'état du patient

📌 **Examens pré-opératoires obligatoires** :

☑ **IRM cérébrale avec gadolinium** pour planifier l'intervention.

☑ **Angio-IRM** si suspicion d'envahissement vasculaire.

☑ **Bilan sanguin complet** :

- Numération formule sanguine (**NFS**), ionogramme sanguin.
- Coagulation (**TP, INR, TCA, plaquettes**).
- Glycémie (important en cas de corticothérapie).

📌 **Préparation du patient** :

☑ **Correction des troubles de coagulation** (arrêt des anticoagulants si nécessaire).

☑ **Corticothérapie préopératoire (ex : Dexaméthasone 8 mg/12h)** pour réduire l'**œdème péritumoral**.

☑ **Antiépileptiques prophylactiques (Levetiracetam, Valproate)** en cas de tumeur corticale.

1.3. Soins infirmiers pré-opératoires

- **Rasage localisé du cuir chevelu** si nécessaire (selon protocole chirurgical).
- **Prémédication anxiolytique** si stress important.
- **Vérification de la check-list chirurgicale**.

- **À jeun strict 6 heures avant l'intervention** (prévention des complications anesthésiques).

⚠ **Cas particulier : Craniotomie en éveil**

Certains patients nécessitent une **chirurgie en éveil** pour préserver les **fonctions du langage et motrices**. Une éducation préopératoire spécifique est essentielle.

2. Prise en charge post-opératoire immédiate (0-48h après la chirurgie)

📌 **Objectifs** :

✅ Surveiller l'état neurologique et détecter les complications précoces.

✅ Prévenir les infections et les troubles hémodynamiques.

✅ Optimiser la récupération fonctionnelle.

2.1. Surveillance neurologique stricte (premières 48h)

📌 **Évaluation toutes les 15 à 30 min en soins intensifs, puis toutes les heures**.

✅ **Score de Glasgow (GCS)** : toute **baisse ≥ 2 points** est un **signe d'alerte**.

✅ **Surveillance pupillaire** : anisocorie, mydriase aréactive → **urgence neurochirurgicale**.

✅ **Déficits neurologiques focaux** :

- Hémiplégie, aphasie, troubles sensitifs.
- Altération de la parole en cas de chirurgie du lobe temporal.

⚠ **Aggravation neurologique → suspicion d'hémorragie post-opératoire → Scanner cérébral en urgence.**

2.2. Surveillance des complications post-opératoires

A. Surveillance de l'hypertension intracrânienne (HTIC)

📌 *La chirurgie cérébrale peut provoquer un œdème postopératoire aggravant la pression intracrânienne.*

✅ **Signes d'HTIC à surveiller :**

- Céphalées intenses, vomissements en jet.
- Somnolence anormale, troubles de la vigilance.
- Bradycardie, hypertension (triade de Cushing).

💊 **Traitement de l'HTIC post-opératoire :**

- **Surélévation du tronc à 30°** (favorise le drainage veineux).
- **Corticothérapie (dexaméthasone)** pour réduire l'œdème.
- **Osmothérapie (Mannitol, NaCl hypertonique)** en cas d'aggravation.
- **Drainage ventriculaire externe (DVE)** si hydrocéphalie associée.

B. Surveillance des saignements et hématomes post-chirurgicaux

📌 *Un saignement postopératoire peut entraîner une détérioration neurologique rapide.*

☑ **Signes d'alerte** :

- Céphalées soudaines et violentes.
- Anisocorie, déficit moteur brutal.
- Dégradation du Glasgow.

⚠ **Scanner cérébral en urgence si suspicion d'hématome cérébral postopératoire.**

C. Surveillance du site opératoire et risque infectieux

📌 *Une infection postopératoire peut évoluer en méningite ou abcès cérébral.*

☑ **Surveillance de la cicatrice** : rougeur, écoulement de LCR ou de pus.

☑ **Surveillance de la température** : fièvre inexpliquée = **recherche d'infection**.

☑ **Surveillance des constantes biologiques** (CRP, NFS).

💊 **Traitement** :

- Antibiothérapie IV en cas de méningite postopératoire.
- Ponction du LCR si suspicion de fistule méningée.

D. Surveillance des crises d'épilepsie post-opératoires

📌 *Les tumeurs cérébrales exposent à un risque épileptique élevé.*

☑ **Surveillance des mouvements anormaux, troubles de conscience**.

☑ **Électroencéphalogramme (EEG) en cas de crise prolongée**.

☑ Traitement antiépileptique systématique si tumeur corticale (Levetiracetam, Valproate).

3. Surveillance à moyen et long terme

📌 **Suivi neurologique régulier**

- Examen clinique et IRM cérébrale post-opératoire (contrôle de récidive tumorale).
- Rééducation en fonction des déficits (orthophonie, kinésithérapie).

📌 **Éducation du patient et des aidants**

☑ Surveillance des signes d'HTIC à domicile.

☑ Conseils sur les traitements post-opératoires (corticoïdes, antiépileptiques).

☑ Adaptation du mode de vie et soutien psychologique.

📌 **Traitements complémentaires éventuels**

- Radiothérapie post-opératoire si glioblastome.
- Chimiothérapie pour tumeurs infiltrantes.

4. Tableau récapitulatif des surveillances post-opératoires

Surveillance	Signes recherchés	Complications associées

Neurologique	Score de Glasgow, pupilles, déficits moteurs	Œdème cérébral, hémorragie, engagement cérébral
HTIC	Céphalées, vomissements, hypertension, bradycardie	Œdème post-opératoire, hydrocéphalie
Infectieux	Fièvre, rougeur, écoulement, CRP élevée	Méningite, abcès cérébral
Hémorragique	Détérioration neurologique rapide	Hématome intracrânien
Épilepsie	Mouvements anormaux, confusion	Crises post-opératoires

5. Conclusion

La prise en charge pré- et post-opératoire des **tumeurs cérébrales** nécessite une **surveillance étroite et une anticipation des complications**. L'infirmier(e) joue un rôle essentiel dans le **monitoring neurologique**, la **prévention des infections**, la **gestion de l'HTIC** et l'**accompagnement du patient** vers la réadaptation.

📌 *Quiz et questions de révision*

Voici un **quiz interactif** pour tester vos connaissances sur les **tumeurs cérébrales, leur symptomatologie et leur prise en charge pré- et post-opératoire**.

◆ QCM (Questions à Choix Multiples)

Cochez la ou les bonnes réponses.

1. Quelle est la tumeur cérébrale maligne la plus fréquente chez l'adulte ?

a) Méningiome
b) Glioblastome
c) Adénome hypophysaire
d) Neurinome de l'acoustique

2. Quelle est la principale caractéristique clinique d'un méningiome ?

a) Tumeur agressive avec envahissement du parenchyme cérébral
b) Tumeur bénigne à croissance lente
c) Métastase cérébrale fréquente
d) Responsable de crises d'épilepsie systématiques

3. Quelle est la symptomatologie typique d'une tumeur du lobe temporal ?

a) Troubles du langage et aphasie
b) Céphalées intenses avec vomissements en jet
c) Troubles de la mémoire et hallucinations auditives
d) Ataxie et troubles de l'équilibre

4. Quels sont les principaux signes cliniques d'une hypertension intracrânienne (HTIC) ?

a) Céphalées progressives
b) Hypotension artérielle et tachycardie

c) Vomissements en jet
d) Troubles visuels (flou, œdème papillaire)

5. Quelles tumeurs sont le plus souvent responsables de métastases cérébrales ?

a) Cancer du sein
b) Cancer du poumon
c) Cancer colorectal
d) Mélanome

6. Quelle est la meilleure modalité d'imagerie pour diagnostiquer une tumeur cérébrale ?

a) Scanner cérébral sans injection
b) IRM cérébrale avec injection de gadolinium
c) Radiographie du crâne
d) Ponction lombaire

7. Quel est l'objectif principal de la corticothérapie en pré-opératoire d'une tumeur cérébrale ?

a) Prévenir les crises d'épilepsie
b) Réduire l'œdème cérébral péritumoral
c) Soulager la douleur postopératoire
d) Favoriser la cicatrisation après la chirurgie

8. Quelle complication doit être surveillée en priorité après une craniotomie pour exérèse tumorale ?

a) Pneumopathie nosocomiale
b) Hémorragie intracrânienne postopératoire
c) Embolie pulmonaire
d) Thrombose veineuse profonde

9. Quels sont les signes d'une infection du site opératoire après une craniotomie ?

a) Rougeur, chaleur et écoulement au niveau de la cicatrice
b) Céphalées intenses et fièvre
c) Raideur de nuque et photophobie
d) Diminution du périmètre crânien

10. Quelle intervention est réalisée pour drainer un excès de liquide céphalorachidien (LCR) en cas d'hydrocéphalie post-opératoire ?

a) Ventriculostomie endoscopique
b) Dérivation ventriculo-péritonéale (DVP)
c) Craniectomie décompressive
d) Hémicraniectomie temporale

◆ Vrai ou Faux

Indiquez si les affirmations suivantes sont vraies ou fausses.

1. Les tumeurs cérébrales bénignes ne provoquent jamais d'HTIC.
2. Les adénomes hypophysaires peuvent entraîner des troubles hormonaux et une compression du chiasma optique.
3. La radiothérapie et la chimiothérapie sont utilisées systématiquement pour toutes les tumeurs cérébrales.
4. Une craniotomie en éveil est indiquée pour éviter les séquelles fonctionnelles dans les tumeurs situées dans les zones du langage ou du mouvement.
5. Une altération soudaine du score de Glasgow après chirurgie cérébrale peut être un signe d'hémorragie post-opératoire.

6. Un patient porteur d'une dérivation ventriculo-péritonéale (DVP) doit être surveillé pour le risque d'infection et d'obstruction du shunt.
7. Les glioblastomes sont des tumeurs bénignes qui évoluent lentement.
8. Un patient atteint d'une tumeur cérébrale peut présenter des crises d'épilepsie secondaires.

◆ Questions ouvertes

Répondez en quelques phrases aux questions suivantes.

1. Expliquez la différence entre une tumeur cérébrale primaire et une métastase cérébrale.
2. Quels sont les principaux signes cliniques d'une HTIC et pourquoi sont-ils graves ?
3. Pourquoi l'IRM cérébrale avec injection de gadolinium est-elle l'examen de choix pour diagnostiquer une tumeur cérébrale ?
4. Quels soins infirmiers sont prioritaires dans la surveillance post-opératoire immédiate après une craniotomie ?
5. En quoi la craniotomie en éveil est-elle une technique avantageuse dans certaines localisations tumorales ?
6. Quels sont les signes cliniques pouvant alerter sur un hématome intracrânien post-opératoire ?
7. Expliquez l'intérêt de la corticothérapie dans la prise en charge des tumeurs cérébrales.
8. Quelle est la différence entre une dérivation ventriculo-péritonéale et une ventriculostomie endoscopique du troisième ventricule ?
9. Quels conseils donner à un patient après une chirurgie cérébrale pour éviter les complications à domicile ?
10. Pourquoi la prise en charge des tumeurs cérébrales nécessite-t-elle une approche pluridisciplinaire ?

◆ Cas clinique interactif

👧 Mme T., 55 ans, consulte aux urgences pour des céphalées intenses persistantes, des nausées et des troubles du langage apparus progressivement. Un scanner cérébral met en évidence une masse frontale gauche suspecte d'un gliome. Elle est hospitalisée en neurochirurgie pour surveillance et planification d'une exérèse tumorale.

Questions

1. Quels examens complémentaires peuvent être demandés avant l'intervention ?
2. Quels traitements médicaux peuvent être initiés en pré-opératoire ?
3. Quelles surveillances seront essentielles après la craniotomie ?
4. Quels sont les risques postopératoires spécifiques à une tumeur frontale gauche ?
5. Quels conseils peut-on donner à Mme T. et sa famille en vue de la rééducation post-opératoire ?

◆ Correction et explication des réponses

📌 *Vous pouvez répondre aux questions, et je vous fournirai une correction détaillée avec des explications pour chaque réponse.*

Ce **quiz** est conçu pour renforcer vos **connaissances théoriques** et **votre raisonnement clinique** face aux tumeurs cérébrales et à leur prise en charge.

Prêt à relever le défi ? 💡 👧 👦 🔥

Chapitre 3 :

Évaluation et surveillance des patients neurochirurgicaux

3.1. Examen neurologique infirmier

- **Évaluation de la conscience : échelle de Glasgow**

L'**échelle de Glasgow (GCS – Glasgow Coma Scale)** est un **outil essentiel** en neurologie permettant d'évaluer **le niveau de conscience** d'un patient. Elle est principalement utilisée chez les patients présentant des **traumatismes crâniens, des pathologies neurochirurgicales (AVC, tumeurs cérébrales, hydrocéphalie)** ou un **coma d'origine indéterminée**.

1. Objectifs de l'évaluation de la conscience avec le GCS

📌 **Pourquoi utiliser le score de Glasgow ?**

✅ Déterminer **la sévérité d'un trouble de la conscience**.

✅ Suivre **l'évolution neurologique du patient** (amélioration ou aggravation).

✅ Identifier précocement **les signes d'engagement cérébral**.

✅ Adapter **la prise en charge et les décisions thérapeutiques**.

2. Présentation de l'échelle de Glasgow (GCS)

L'échelle de Glasgow repose sur l'évaluation de **trois réponses comportementales** :

1 **Ouverture des yeux** (4 points).

2 **Réponse verbale** (5 points).

3 **Réponse motrice** (6 points).

📌 Le score total varie de 3 (coma profond) à 15 (état de conscience normal).

2.1. Évaluation de l'ouverture des yeux (E = Eye Response, 4 points)

Score	Réaction observée
4	Ouverture spontanée des yeux
3	Ouverture à la voix (stimulation verbale)
2	Ouverture à la douleur (stimulation nociceptive)
1	Aucune ouverture des yeux

📌 **Interprétation** :

☑ Un patient qui ouvre spontanément les yeux **(score 4)** est éveillé.

☑ Une ouverture des yeux uniquement à **la stimulation verbale (score 3)** peut traduire une **altération légère** de la conscience.

☑ Une ouverture uniquement à **la douleur (score 2)** indique un trouble plus sévère.

☑ **Absence totale d'ouverture des yeux (score 1) = coma profond**.

2.2. Évaluation de la réponse verbale (V = Verbal Response, 5 points)

Score	Réponse verbale
5	Réponse orientée et cohérente
4	Confusion (désorienté, propos inappropriés)
3	Mots inadaptés (mots isolés, incompréhensibles)
2	Sons incompréhensibles (gémissements, râles)
1	Aucune réponse verbale

📌 **Interprétation** :

✅ Un patient qui répond **de manière cohérente (score 5)** a une **fonction cognitive préservée**.

✅ Une **désorientation et confusion (score 4)** peuvent témoigner d'une atteinte neurologique modérée.

✅ Une **absence totale de réponse (score 1)** indique **un coma profond**.

💡 **Cas particulier :**

- Si le patient est **intubé ou aphasique**, noter "T" pour **"Non testable"**.
- Ex : **GCS 10T (E3V-TM6)** signifie qu'il n'a pas de réponse verbale testable.

2.3. Évaluation de la réponse motrice (M = Motor Response, 6 points)

Score	Réaction motrice
6	Obéit aux ordres
5	Localise la douleur

4	Réflexe de retrait (éloigne le membre de la stimulation douloureuse)
3	Flexion anormale (décortication)
2	Extension anormale (décérébration)
1	Aucune réponse motrice

📌 **Interprétation** :

☑ **Obéissance aux ordres (score 6)** = patient conscient et coopérant.

☑ **Localisation de la douleur (score 5)** = atteinte modérée.

☑ **Flexion anormale (score 3, décortication)** et **extension anormale (score 2, décérébration)** sont des signes de souffrance cérébrale avancée.

☑ **Aucune réponse motrice (score 1)** = coma profond, engagement cérébral possible.

💡 **Test de stimulation nociceptive** :

- **Pression sur l'ongle** ou **pincement du trapèze** pour évaluer la réponse motrice.
- **Si réponse bilatérale anormale** → atteinte cérébrale sévère.

3. Interprétation globale du score de Glasgow

📌 Classification selon la sévérité du trouble de la conscience

Score de Glasgow	Interprétation clinique
GCS 15	Patient éveillé, aucune atteinte neurologique

GCS 13-14	Traumatisme crânien léger, confusion possible
GCS 9-12	Altération modérée de la conscience, risque d'aggravation
GCS ≤ 8	Coma sévère, intubation et surveillance en

📌 **GCS ≤ 8 = Urgence vitale → Intubation et prise en charge en réanimation.**

4. Cas particuliers et adaptations

📌 **Patient intubé ou aphasique → "T" pour verbal non testable.**

📌 **Patient sédaté** → Interprétation prudente du GCS, réévaluation à l'arrêt de la sédation.

📌 **Patient agité ou confus** → Évaluer en dehors d'un épisode d'agitation.

5. Surveillance infirmière et actions à entreprendre

Surveillance	Action infirmière
Diminution ≥ 2 points du GCS	🚨 **Urgence neurologique !** Prévenir immédiatement le médecin, réaliser un scanner cérébral en urgence.
GCS ≤ 8	🚑 **Intubation et ventilation mécanique.** Transfert en réanimation.
Asymétrie pupillaire associée	⚠ **Risque d'engagement cérébral** → **scanner cérébral immédiat.**

Agitation ou confusion	Vérifier les causes : hypoxie, hypercapnie, hypoglycémie, douleur.
Signes d'HTIC (céphalées, vomissements, bradycardie, HTA)	Surélévation du tronc à 30°, osmothérapie possible (Mannitol), surveillance stricte.

6. Exemples de cotation du score de Glasgow

◆ **Exemple 1 : AVC ischémique sévère**

- Ouverture des yeux à la douleur (E2)
- Aphasie totale, pas de réponse verbale (V1)
- Réflexe de retrait au pincement (M4)
- Total GCS : 7/15 → Coma modéré → Surveillance intensive

◆ **Exemple 2 : Patient post-traumatique (craniotomie en soins intensifs)**

- Ouverture des yeux spontanée (E4)
- Réponse verbale confuse (V4)
- Obéit aux ordres (M6)
- Total GCS : 14/15 → Surveillance étroite, possible récupération neurologique

7. Conclusion

L'échelle de Glasgow est **un outil simple et efficace** pour évaluer la **conscience** d'un patient et suivre son **évolution neurologique**. Son utilisation régulière en soins infirmiers permet d'**anticiper une détérioration neurologique**, de **prévenir les complications** et de **faciliter la prise en charge médicale**.

💡 **Un score de Glasgow doit toujours être interprété dans un contexte clinique global. Une baisse brutale du GCS nécessite une intervention rapide et un bilan neurochirurgical en urgence !** 🚑💊

- ## Évaluation motrice et sensitive

L'évaluation motrice et sensitive est une composante essentielle de l'**examen neurologique infirmier**, permettant d'identifier une éventuelle **atteinte du système nerveux central (SNC) ou périphérique**. Elle est cruciale dans la prise en charge des patients atteints de **traumatismes crâniens, AVC, tumeurs cérébrales, neuropathies et pathologies médullaires**.

1. Évaluation Motrice

📌 **Objectifs** :

✅ Détecter une **paralysie ou une faiblesse musculaire**.

✅ Identifier **une atteinte centrale (cerveau, moelle) ou périphérique (nerfs, muscles)**.

✅ Suivre l'**évolution des déficits moteurs** après un AVC, une chirurgie ou un traumatisme.

1.1. Observation initiale du tonus et des mouvements

1.1.1. Posture et mouvements spontanés

◆ **Patient au repos** :

- Recherche de **postures anormales** (ex. : flexion en décortication, extension en décérébration).
- Asymétrie des mouvements des membres (hémiplégie, parésie).

◆ **Mouvements volontaires** :

- Le patient peut-il bouger ses **quatre membres** de manière symétrique ?
- Y a-t-il un **retard d'initiation du mouvement** ?
- Existence de **tremblements, fasciculations, mouvements involontaires** ?

1.2. Test de la force musculaire

📌 **Cotation de la force musculaire (échelle de Lovett, 0 à 5/5)**

Score	Définition	Interprétation clinique
5/5	Force normale	Pas de déficit moteur
4/5	Mobilisation contre résistance mais force diminuée	Parésie légère
3/5	Mobilisation contre gravité uniquement	Parésie modérée
2/5	Mobilisation possible sans gravité	Déficit moteur important

1/5	Contraction musculaire sans mouvement	Paralysie incomplète
0/5	Aucune contraction musculaire	Paralysie complète (plegique)

◆ **Exemple d'interprétation** :

- **Hémiplégie droite 0/5** = Paralysie complète du côté droit (ex : AVC ischémique du territoire sylvien gauche).
- **Paraparésie 3/5** = Déficit moteur modéré des deux membres inférieurs (ex : compression médullaire).

1.3. Manœuvres de déficit moteur

A. Épreuve des bras tendus (Barré) et des jambes levées (Mingazzini)

📌 *Permet de détecter une parésie discrète (ex. : AVC débutant).*

☑ **Bras tendus, paumes vers le ciel** → recherche d'une chute progressive d'un bras (déficit moteur latent).

☑ **Jambes levées à 45° en décubitus dorsal** → détection d'une faiblesse asymétrique.

B. Manoeuvre du serment (test du pronateur)

📌 *Détecte une parésie fine*

☑ Si un bras **tombe progressivement et se prononce (paume vers le sol)** → **lésion motrice centrale probable (AVC débutant).**

1.4. Réflexes ostéotendineux (ROT) et signes pathologiques

📌 **Cotation des réflexes (ROT)**

Score	Réponse	Interprétation clinique
0	Absent	Atteinte neurologique périphérique
1	Hyporéflexie	Lésion du SNP ou myopathie
2	Normal	Fonctionnement réflexe intact
3	Exagéré	Hyperréflexie centrale (lésion SNC)
4	Clonus	Hyperexcitabilité médullaire (spasticité)

◆ **Réflexes couramment testés :**

☑ **Bicipital** (C5-C6).

☑ **Tricipital** (C7).

☑ **Rotulien** (L3-L4).

☑ **Achilléen** (S1-S2).

📌 **Signes pathologiques indicateurs d'une atteinte neurologique centrale**

☑ **Signe de Babinski** → extension anormale du gros orteil en réponse à une stimulation plantaire (lésion pyramidale).

☑ **Clonus** → contraction involontaire répétitive après une percussion tendineuse (lésion médullaire haute).

2. Évaluation Sensitive

📌 **Objectifs** :

☑ Déterminer l'existence d'un **trouble de la sensibilité** (hypoesthésie, anesthésie, paresthésies).

☑ Localiser la **zone atteinte** et identifier une éventuelle **lésion centrale ou périphérique**.

2.1. Modalités de la sensibilité

📌 **Types de sensibilités testées** :

Type de sensibilité	Test utilisé	Atteinte possible
Superficielle (tact fin)	Contact léger avec un coton	AVC, neuropathie périphérique
Thermique	Eau chaude et froide	Lésion médullaire ou diabète
Douloureuse (nociceptive)	Piqûre avec une aiguille	Atteinte médullaire ou nerfs périphériques
Proprioceptive	Déplacement passif d'un doigt	Atteinte du cervelet ou de la moelle
Vibratoire	Diapason appliqué sur un os	Démyélinisation (ex : sclérose en plaques)

📌 **Interprétation des anomalies** :

☑ **Hypoesthésie** = diminution de la sensibilité.

☑ **Anesthésie** = perte complète de la sensibilité.

☑ **Hyperpathie** = exagération de la sensation douloureuse.

☑ **Paresthésies** = fourmillements, picotements.

2.2. Cartographie des territoires sensitifs

📌 **Atteinte centrale vs périphérique :**

☑ **Atteinte cérébrale (AVC, tumeur cérébrale)** → déficit **hémicorporal (unilatéral)**.

☑ **Atteinte médullaire (compression, myélite)** → déficit en **bande horizontale** (ex : paraplégie en T10).

☑ **Atteinte des nerfs périphériques (neuropathie, sciatique)** → déficit selon **le trajet du nerf touché**.

3. Surveillance infirmière et conduite à tenir

📌 **Cas d'une détérioration neurologique aiguë :**

Signes observés	Action infirmière
Hémiplégie brutale, aphasie, chute soudaine	🚨 Suspicion d'AVC → Alerte immédiate, appel au 15 (FAST Test)
Diminution rapide de la force musculaire, ROT abolis	🚨 Suspicion de syndrome de Guillain-Barré → Transfert en soins intensifs
Babinski positif, hyperréflexie	✚ Consultation neurologique, IRM cérébrale ou médullaire
Douleur radiculaire, hypoesthésie en selle, troubles sphinctériens	🚨 Syndrome de la queue de cheval → Urgence neurochirurgicale

📌 **Suivi des patients neurologiques**
- ✅ Surveillance régulière du **GCS, force musculaire, sensibilité**.
- ✅ Mobilisation précoce pour éviter l'**atrophie musculaire** et les **escarres**.
- ✅ Adaptation des soins en fonction des **déficits moteurs et sensitifs**.

4. Conclusion

L'évaluation motrice et sensitive est **essentielle** pour détecter **une atteinte neurologique** et orienter **le diagnostic et la prise en charge**. L'infirmier(e) doit être en mesure de **repérer rapidement les anomalies**, d'assurer **une surveillance rigoureuse**, et de collaborer efficacement avec l'équipe médicale en cas d'urgence neurologique.

💡 **Un examen régulier et précis permet d'anticiper les complications et d'optimiser la rééducation des patients présentant des troubles neurologiques !** 🚑💊

- **Signes de souffrance neurologique aiguë**

La **souffrance neurologique aiguë** correspond à une détérioration rapide de l'état neurologique pouvant compromettre le **pronostic vital et fonctionnel** du patient. Elle peut être due à un **AVC, un traumatisme crânien, une hémorragie cérébrale, une tumeur cérébrale compressive, une infection du système nerveux central (SNC) ou une crise épileptique prolongée.**

L'infirmier(e) joue un rôle **majeur** dans la **détection précoce** des signes d'alerte, permettant une **prise en charge rapide et adaptée**.

1. Signes Cliniques de Souffrance Neurologique Aiguë

📌 **Objectifs de la surveillance** :

☑ Identifier une **détérioration brutale de la conscience, de la motricité ou du langage**.

☑ Détecter les **signes d'engagement cérébral**.

☑ Prévenir l'**aggravation des lésions neurologiques**.

Les signes de souffrance neurologique aiguë peuvent être regroupés en **quatre grandes catégories** :

1 **Altération de la conscience**.

2 **Déficit neurologique focal brutal**.

3 **Signes d'atteinte du tronc cérébral et d'engagement cérébral**.

4 **Crises convulsives persistantes (état de mal épileptique)**.

1.1. Altération de la conscience

📌 *Toute modification brutale de l'état de conscience doit être considérée comme une urgence neurologique.*

☑ **Baisse du Score de Glasgow (GCS) ≥ 2 points** :

- **GCS 9-12** = Trouble modéré de la conscience.

- **GCS ≤ 8 = Coma sévère** → **Intubation et soins intensifs**.

✅ **Confusion aiguë, agitation, troubles du comportement** :

- Peut être le premier signe d'un AVC, d'une encéphalopathie ou d'un sepsis neurologique.

✅ **Somnolence, stupeur, coma** :

- Peut évoluer vers un **engagement cérébral** si non traité rapidement.

⚠ **Détérioration soudaine du GCS = scanner cérébral en urgence !**

1.2. Déficit neurologique focal brutal (AVC, hémorragie cérébrale, tumeur compressive)

📌 *Un déficit neurologique soudain évoque un AVC ou une compression cérébrale.*

✅ **Hémiplégie ou hémiparésie soudaine** (déficit moteur d'un côté du corps).

✅ **Déficit sensitif unilatéral** (hypoesthésie, anesthésie).

✅ **Troubles du langage (aphasie, dysarthrie)** :

- **Aphasie de Broca** = difficulté à parler mais compréhension préservée.
- **Aphasie de Wernicke** = paroles incohérentes avec perte de compréhension.

✅ **Troubles visuels** :

- **Hémianopsie latérale homonyme** (perte de la moitié du champ visuel).
- **Diplopie (vision double)** → atteinte du tronc cérébral.

☑ **Ataxie, vertiges sévères** :

- Signes d'atteinte du cervelet ou du tronc cérébral.

📌 **Suspicion d'AVC : application du test FAST**

◆ **F**ace → asymétrie du visage, paralysie faciale.

◆ **A**rm → faiblesse d'un bras.

◆ **S**peech → troubles du langage.

◆ **T**ime → **urgence neurologique**, appeler immédiatement le 15 (SAMU).

📎 **Tout AVC suspecté doit être pris en charge dans un centre spécialisé (< 4h30 pour thrombolyse, < 6h pour thrombectomie).**

1.3. Signes d'atteinte du tronc cérébral et d'engagement cérébral

📌 *L'engagement cérébral est une urgence vitale nécessitant une intervention immédiate.*

☑ **Altération progressive du GCS** (baisse de la vigilance).

☑ **Signes pupillaires** :

- **Mydriase unilatérale aréactive** (compression du nerf III → engagement temporal).
- **Pupilles en position intermédiolytique, non réactives à la lumière** (engagement central).
- **Anisocorie brutale** (différence de taille entre les deux pupilles).

☑ **Signes de Cushing (HTIC sévère)** :

- **Hypertension artérielle**.

- **Bradycardie**.
- **Respiration irrégulière ou apnée**.

✅ **Troubles du tonus et postures anormales** :

- **Décortication** (flexion des bras, extension des jambes) → Atteinte cérébrale haute.
- **Décérébration** (extension des bras et jambes) → Atteinte du tronc cérébral, pronostic plus grave.

🔆 Tout signe d'engagement cérébral impose une intubation et un transfert en réanimation !

1.4. Crises convulsives persistantes (État de mal épileptique)

📌 *Une crise d'épilepsie qui dure plus de 5 minutes ou des crises répétées sans reprise de conscience entre elles sont une urgence vitale.*

✅ **Mouvements tonico-cloniques généralisés**.

✅ **Perte de conscience prolongée**.

✅ **Cyanose, apnée possible** → risque d'hypoxie cérébrale.

🔆 État de mal épileptique = urgence neurologique → administration de **benzodiazépines (clonazépam, diazépam)**, mise sous oxygène et hospitalisation en soins intensifs.

2. Conduite à Tenir en Cas de Souffrance Neurologique Aiguë

📌 Surveillance intensive et interventions immédiates

Signes d'alerte	Action infirmière immédiate
Baisse du Glasgow ≥ 2 points	Prévenir immédiatement le médecin, scanner cérébral en urgence
Hémiplégie brutale, aphasie, troubles de la vision	Suspicion d'AVC → Appel au 15, bilan neurologique rapide
Mydriase unilatérale, anisocorie, troubles respiratoires	Suspicion d'engagement cérébral → Intubation et transfert en réanimation
Convulsions persistantes > 5 min	État de mal épileptique → Administration de benzodiazépines, oxygène, transfert en soins intensifs

📌 **Prise en charge en urgence**

☑ **Évaluation rapide du patient** : Glasgow, réflexes pupillaires, motricité.

☑ **Monitorage des constantes vitales** : TA, FC, FR, SpO_2.

☑ **Surélévation du tronc à 30°** si HTIC.

☑ **Apport d'oxygène et mise en position latérale de sécurité (PLS) si inconscience**.

☑ **Mannitol ou NaCl hypertonique** si HTIC sévère.

☑ **Scanner cérébral en urgence** pour confirmer le diagnostic.

3. Conclusion

La **souffrance neurologique aiguë** est une urgence qui nécessite une **prise en charge immédiate et coordonnée** entre les équipes médicales et infirmières. La reconnaissance rapide des **signes d'AVC, d'HTIC, d'engagement cérébral ou d'état de mal épileptique** permet d'optimiser le pronostic vital et fonctionnel du patient.

💡 **Une prise en charge rapide et adaptée améliore considérablement les chances de récupération neurologique !**

3.2. Surveillance post-opératoire en neurochirurgie

- **Paramètres vitaux à surveiller**

Après une intervention neurochirurgicale (**craniotomie, exérèse tumorale, drainage d'hématome, pose d'une dérivation ventriculo-péritonéale, etc.**), la surveillance post-opératoire est **essentielle** pour prévenir les **complications neurologiques, hémodynamiques et infectieuses**.

L'infirmier(e) joue un rôle **clé** dans la **détection précoce des anomalies**, permettant une **prise en charge rapide** en cas de complication.

1. Objectifs de la surveillance post-opératoire

📌 **Pourquoi surveiller étroitement un patient après une chirurgie cérébrale ?**

✅ Détecter **une aggravation neurologique** (hématome, œdème cérébral, engagement cérébral).

✅ Prévenir **les complications hémodynamiques** (choc, hypertension, hypotension).

✅ Éviter **les infections post-opératoires** (méningite, infection du site opératoire).

☑ Assurer **une récupération optimale** après l'intervention.

2. Paramètres Vitaux à Surveiller

📌 **Fréquence des contrôles**

◆ **En réanimation ou soins intensifs :**

- Toutes les **15-30 minutes** pendant les **2 premières heures**.
- Puis toutes les **heures pendant 24 heures**.

◆ **En unité de soins conventionnels :**

- Toutes les **2-4 heures** selon l'évolution du patient.

Les **paramètres vitaux prioritaires** sont :

1 **Conscience et fonctions neurologiques** (Score de Glasgow, pupilles, motricité).

2 **Pression artérielle (PA) et fréquence cardiaque (FC)**.

3 **Fréquence respiratoire (FR) et saturation en oxygène (SpO$_2$)**.

4 **Température corporelle**.

5 **Diurèse et équilibre hydrique**.

2.1. Surveillance Neurologique

📌 **Évaluation du niveau de conscience : Score de Glasgow (GCS)**

- **GCS normal : 15** (éveil complet).
- **Diminution ≥ 2 points → urgence neurologique**.
- **GCS ≤ 8 → coma → intubation et soins intensifs**.

📌 **Surveillance pupillaire** (toutes les heures)

✅ Taille, symétrie et réactivité à la lumière.

- **Mydriase unilatérale aréactive** → engagement cérébral imminent.
- **Anisocorie brutale** → urgence neurochirurgicale.

📌 **Déficits neurologiques focaux**

✅ Surveillance des **déficits moteurs et sensitifs** :

- **Hémiplégie, hypoesthésie, aphasie, troubles de la vision.**

📌 **Signes d'hypertension intracrânienne (HTIC)**

✅ **Céphalées intenses, vomissements en jet, confusion, troubles visuels.**

✅ **Triade de Cushing (HTIC sévère)** :

- **HTA** (pression artérielle élevée).
- **Bradycardie.**
- **Respiration irrégulière ou apnées.**

📱 Une dégradation neurologique brutale = scanner cérébral en urgence !

2.2. Surveillance Hémodynamique : Pression Artérielle et Fréquence Cardiaque

📌 **Équilibre tensionnel critique en post-opératoire**

✅ Une **PA trop basse** peut **diminuer la perfusion cérébrale** → ischémie secondaire.

✅ Une **PA trop élevée** peut **aggraver un saignement ou un œdème cérébral**.

📌 Objectifs tensionnels selon la pathologie :

Pathologie	Objectif tensionnel post-op
Post-exérèse tumorale	PAS entre **120-140 mmHg**
Post-hémorragie cérébrale	PAS < **140 mmHg** (éviter la récidive)
AVC ischémique traité par thrombectomie	PAS entre **130-180 mmHg**
Traumatisme crânien sévère	Éviter hypotension (< 90 mmHg)

📌 Fréquence cardiaque (FC)

✅ Surveillance de la **bradycardie réflexe** en cas d'HTIC (triade de Cushing).

✅ Surveillance d'une **tachycardie** pouvant indiquer une **hémorragie** ou **une infection**.

✅ Hypotension brutale + tachycardie = saignement actif → urgence !

2.3. Surveillance Respiratoire et Oxygénation

📌 Fréquence respiratoire (FR) et saturation en oxygène (SpO$_2$)

✅ **Objectif SpO$_2$ > 94 %** pour assurer une bonne oxygénation cérébrale.

✅ Bradypnée ou pauses respiratoires → signe d'atteinte du tronc cérébral.

📌 Risque d'encombrement bronchique

✅ **Surveillance des sécrétions** (patient alité, possible détresse respiratoire).

✅ **Prévention de la pneumopathie post-opératoire** (kinésithérapie respiratoire, mobilisation précoce).

🔖 **Respiration irrégulière + mydriase fixe → engagement cérébral → intubation immédiate !**

2.4. Surveillance de la Température

📌 **Hyperthermie post-opératoire → suspicion d'infection**
✅ **Fièvre > 38,5°C** → méningite, abcès cérébral, infection du site opératoire.
✅ Surveillance des **signes de méningite** : raideur de nuque, photophobie.
✅ Vérification des **constantes biologiques (CRP, NFS, ponction LCR si méningite suspectée)**.

📌 **Hypothermie (< 36°C)** → possible choc, hypoperfusion cérébrale
✅ Surveillance de la PA et de la perfusion cérébrale.
✅ Réchauffement passif (couverture, air chaud).

2.5. Surveillance de la Diurèse et de l'Équilibre Hydrique

📌 **Risque de déséquilibre hydrique en post-opératoire**
✅ **Surveillance stricte des entrées/sorties** (perfusion, diurèse, pertes digestives).
✅ Objectif diurèse : **0,5 - 1 mL/kg/h**.

📌 **Syndrome de sécrétion inappropriée d'ADH (SIADH) ou diabète insipide**

◆ **SIADH** → Hyponatrémie, hyperhydratation, œdème cérébral → restriction hydrique.

◆ **Diabète insipide** → Polyurie abondante, hypernatrémie → perfusion adaptée.

🚨 **Diurèse > 300 mL/h ou < 30 mL/h → alerte médicale !**

3. Tableau récapitulatif des paramètres à surveiller en post-opératoire

Paramètre	Surveillance et Signes d'Alerte	Conduite à Tenir
Score de Glasgow	Diminution ≥ 2 points	🚨 Scanner cérébral en urgence
Pupilles	Mydriase, anisocorie	🚨 Suspicion d'engagement cérébral
Pression Artérielle (PA)	Hypo/Hypertension	Adaptation du traitement
Fréquence Cardiaque (FC)	Bradycardie, tachycardie	Vérification volémie, HTIC ?
Respiration (FR, SpO₂)	Bradypnée, pauses	🚨 Intubation si nécessaire
Température	Fièvre, hypothermie	Bilan infectieux, réchauffement
Diurèse	Hyper ou hypodiurèse	🚨 SIADH, diabète insipide ?

4. Conclusion

La surveillance post-opératoire en neurochirurgie repose sur une **vigilance constante** des **paramètres neurologiques, hémodynamiques, respiratoires et infectieux. Une intervention rapide en cas de déviation des paramètres vitaux**permet de prévenir les **complications graves** comme l'HTIC, l'engagement cérébral ou l'infection post-opératoire.

💡 **En neurochirurgie, chaque minute compte ! Une surveillance étroite et une réaction rapide améliorent le pronostic et la récupération du patient.** 🚑💊

- **Détection précoce des complications post-opératoires**

Les complications post-opératoires en **neurochirurgie** peuvent être **graves et mettre en jeu le pronostic vital et fonctionnel** du patient. Une surveillance **étroite et rigoureuse** permet de **détecter rapidement toute anomalie** et d'initier une **prise en charge adaptée.**

1. Principales Complications Post-Opératoires en Neurochirurgie

Les complications peuvent être **neurologiques, hémodynamiques, infectieuses ou métaboliques.**

◆ **Complications Neurologiques**

📌 **Risque principal :** Hémorragie cérébrale post-opératoire, œdème cérébral, HTIC, engagement cérébral.

◆ **Complications Hémodynamiques**

📌 Hypotension, hypertension, tachycardie ou bradycardie pouvant compromettre la perfusion cérébrale.

◆ **Complications Infectieuses**

📌 Méningite, abcès cérébral, infection du site opératoire, pneumopathie nosocomiale.

◆ **Complications Métaboliques et Hydriques**

📌 Déséquilibres hydro-électrolytiques : SIADH, diabète insipide.

2. Surveillance et Détection Précoce des Complications Neurologiques

📌 **Pourquoi ?**

✅ Une aggravation neurologique **peut être brutale et irréversible** si elle n'est pas détectée à temps.

✅ Un **scanner cérébral en urgence** est souvent nécessaire pour confirmer le diagnostic.

2.1. Surveillance du Score de Glasgow (GCS)

☑ **Évaluer la conscience toutes les 15-30 min en réanimation, toutes les heures en service conventionnel.**
☑ **Diminution ≥ 2 points du GCS = urgence neurochirurgicale.**

📌 **Signes d'alerte :**

! **Somnolence, confusion, coma** → suspicion d'**hémorragie post-opératoire ou d'HTIC**.
! **Perte brutale de la parole ou paralysie d'un membre** → possible **ischémie cérébrale**.

🔔 **GCS ≤ 8** → intubation et transfert en réanimation.

2.2. Surveillance Pupillaire et Signes d'Engagement Cérébral

☑ **Vérification bilatérale** : taille, symétrie et réactivité des pupilles.

📌 **Signes d'alerte :**

! **Mydriase unilatérale aréactive** → engagement cérébral imminent.
! **Anisocorie brutale** → compression cérébrale (hématome ?).
! **Pupilles en position intermédiaire, aréactives** → engagement central.

🔳 Scanner cérébral immédiat si anomalie pupillaire !

2.3. Surveillance des Déficits Neurologiques Focaux

☑ Évaluer la motricité et la sensibilité des quatre membres.

☑ Test de Barré (bras tendus), test de Mingazzini (jambes levées).

📌 Signes d'alerte :
- **Hémiplégie brutale** → AVC, hémorragie post-opératoire.
- **Troubles du langage (aphasie), vision floue** → ischémie cérébrale.
- **Troubles de la coordination, ataxie** → atteinte du cervelet.

🔳 **Tout déficit moteur nouveau nécessite un bilan neurologique en urgence !**

2.4. Détection de l'Hypertension Intracrânienne (HTIC)

📌 L'HTIC est une urgence neurochirurgicale pouvant conduire à un engagement cérébral.

☑ Surveillance des signes cliniques d'HTIC :
- **Céphalées violentes et persistantes**.
- **Vomissements en jet sans nausée**.
- **Troubles visuels :** flou visuel, œdème papillaire.
- **Triade de Cushing :** HTA, bradycardie, respiration irrégulière.

🌟 Suspicion d'HTIC → surélévation du tronc à 30°, osmothérapie (Mannitol, NaCl hypertonique), scanner cérébral en urgence !

3. Surveillance des Complications Hémodynamiques

📌 Pourquoi ?

✅ Une instabilité tensionnelle peut compromettre la **perfusion cérébrale** et aggraver l'ischémie.

3.1. Surveillance de la Pression Artérielle (PA) et de la Fréquence Cardiaque (FC)

✅ Objectifs post-opératoires selon la pathologie :

Pathologie	Objectif tensionnel
Post-AVC	PAS entre **130-180 mmHg**
Post-hémorragie cérébrale	PAS < **140 mmHg**
Traumatisme crânien sévère	Éviter **hypotension (< 90 mmHg)**

📌 Signes d'alerte :

❗ Bradycardie + HTA + troubles respiratoires → HTIC sévère.

❗ Tachycardie + hypotension → hémorragie active, choc hypovolémique.

🩸 **Hypotension brutale** → risque de souffrance cérébrale → **expansion volémique rapide.**

4. Surveillance des Complications Infectieuses

📌 Pourquoi ?

✅ Une infection post-opératoire peut **dégrader rapidement** l'état neurologique.

4.1. Surveillance de la Température et des Signes Infectieux

✅ Fièvre > 38,5°C = bilan infectieux !

✅ Surveillance des signes de **méningite post-opératoire** :

- **Raideur de nuque.**
- **Photophobie, céphalées.**
- **Altération du GCS.**

📌 Signes d'alerte :

❗ **Fièvre + céphalées + troubles de la conscience** → méningite post-opératoire suspectée.

❗ **Rougeur, chaleur, écoulement purulent du site opératoire** → infection du site chirurgical.

🩸 **Suspicion d'infection** → **hémocultures, ponction LCR, antibiothérapie IV.**

5. Surveillance des Complications Métaboliques et Hydriques

📌 **Pourquoi ?**

✅ Les tumeurs cérébrales et chirurgies hypothalamiques peuvent induire des troubles endocriniens graves.

5.1. Détection du SIADH (Syndrome de Sécrétion Inappropriée d'ADH)

📌 Hyponatrémie (< 130 mmol/L) → rétention hydrique anormale.

✅ Signes d'alerte :
- ❗ Confusion, coma, nausées.
- ❗ Hyponatrémie, hypo-osmolarité plasmatique.

💊 Prise en charge : restriction hydrique, perfusion de NaCl hypertonique si hyponatrémie sévère.

5.2. Détection du Diabète Insipide (DI)

📌 Hypernatrémie (> 145 mmol/L) avec polyurie massive (> 3 L/jour).

✅ Signes d'alerte :
- ❗ Déshydratation rapide, soif intense.
- ❗ Hypotension, tachycardie.

🔹 **Prise en charge** : perfusion compensatrice, administration de desmopressine.

6. Tableau récapitulatif des complications post-opératoires et leur surveillance

Complication	Signes d'alerte	Conduite à tenir
Hémorragie cérébrale	Diminution GCS, anisocorie, HTA	🔹 Scanner cérébral, neurochirurgie
HTIC	Céphalées, vomissements, bradycardie	🔹 Osmothérapie, surélévation tronc
Méningite	Fièvre, raideur de nuque, photophobie	🔹 PL, antibiothérapie IV
SIADH	Hyponatrémie, confusion	🔹 Restriction hydrique
Diabète insipide	Polyurie, hypernatrémie	🔹 Perfusion NaCl, desmopressine

7. Conclusion

Une **surveillance rigoureuse et une réactivité immédiate** sont essentielles après une chirurgie cérébrale. **Toute anomalie détectée tôt permet d'éviter des complications potentiellement mortelles.**

💡 En neurochirurgie, chaque minute compte ! 🚑🧠

- Gestion des pansements et surveillance des drains

La **gestion des pansements chirurgicaux** et la **surveillance des drains** sont essentielles pour prévenir **les infections, les complications post-opératoires** et assurer une **bonne cicatrisation**. En neurochirurgie, ces soins doivent être réalisés avec une **asepsie stricte** et une **surveillance rigoureuse** afin d'éviter des complications graves comme les infections du système nerveux central (**méningite, abcès cérébral**) ou des anomalies du drainage du liquide céphalorachidien (**LCR**).

1. Gestion des Pansements en Neurochirurgie

📌 **Objectifs :**

✅ Prévenir **les infections du site opératoire**.

✅ Assurer **une bonne cicatrisation** sans complications.

✅ Surveiller **les signes d'écoulement pathologique** (LCR, sang, pus).

1.1. Principes généraux de la gestion du pansement neurochirurgical

📌 **Précautions avant manipulation du pansement :**

- Lavage antiseptique des mains (**SHA ou lavage chirurgical**).
- Port de **gants stériles** et respect des **règles d'asepsie**.
- Vérification du **protocole chirurgical** (fréquence de changement).

📌 **Types de pansements utilisés en neurochirurgie :**

- **Pansements occlusifs stériles** → Protection mécanique et limitation des infections.
- **Pansements absorbants** → En cas d'écoulements postopératoires.
- **Colle chirurgicale ou sutures** → Peut être utilisée pour certaines craniotomies.

1.2. Surveillance du site opératoire

☑ **Inspection du pansement toutes les 2-4 heures** les premières 48 heures.

☑ **Recherche de signes d'infection locale :**

- Rougeur, chaleur, œdème.
- Douleur excessive non soulagée.
- Présence d'écoulement purulent.

☑ **Surveillance des écoulements post-opératoires :**

Type d'écoulement	Signification possible	Conduite à tenir
Clair, rosé, peu abondant	Cicatrisation normale	Surveillance
Sang rouge vif, abondant	Hémorragie active	Urgence neurochirurgicale
LCR clair, fluide (signe de la halo sign)	Fuite de LCR	Suspicion de brèche méningée
Pus jaunâtre, verdâtre	Infection locale ou méningite	Prélèvement + antibiothérapie IV

Tout écoulement suspect nécessite une évaluation médicale immédiate et une prise en charge adaptée.

1.3. Fréquence du changement de pansement

📌 Selon le protocole neurochirurgical, généralement :

✅ **1er changement après 24-48h post-opératoire** (sauf indication contraire).

✅ Ensuite, **tous les 2-3 jours** si propre et sec.

✅ Pansement laissé en place si **colle chirurgicale** utilisée.

💡 Ne jamais retirer un pansement sans avis médical si écoulement suspect (risque d'aggravation d'une fuite de LCR).

2. Surveillance des Drains Neurochirurgicaux

Les drains sont souvent utilisés en neurochirurgie pour **évacuer un hématome, drainer du LCR ou contrôler la pression intracrânienne**. Leur surveillance est **primordiale** pour éviter les complications comme l'**obstruction, l'infection ou une fuite excessive**.

📌 **Principaux types de drains en neurochirurgie :**

◆ **Drain sous-galéal** → évacuation de liquides sous la peau après une craniotomie.

◆ **Drain de Redon** → drain actif aspiratif, souvent utilisé en post-craniotomie.

◆ **Drain ventriculaire externe (DVE)** → régule la pression intracrânienne en drainant le LCR.

◆ **Dérivation ventriculo-péritonéale (DVP)** → drainage du LCR vers l'abdomen (pose définitive).

2.1. Surveillance d'un Drain Sous-Galéal ou Drain de Redon

✅ **Vérification du bon fonctionnement :**

- Le drain doit être **perméable** (aspiration présente si Redon).
- Surveillance du **volume et de l'aspect du liquide drainé**.

📌 Évaluation des écoulements dans le drain :

Aspect du liquide	Signification possible	Conduite à tenir
Sérosanglant clair	Normal en post-op	Surveillance
Sang rouge abondant	Hémorragie postopératoire	⚠ Urgence neurochirurgicale
LCR clair (liquide incolore)	Fuite de LCR	⚠ Surveillance stricte, alerter médecin
Liquide trouble, purulent	Infection suspectée	⚠ Prélèvement + antibiothérapie IV

✅ **Surveillance du site d'insertion du drain :**

- Pas de **rougeur, chaleur, écoulement suspect**.
- Vérifier la fixation du drain (**éviter un arrachement accidentel**).

✅ **Retrait du drain :**

- Généralement **dans les 24-48h** si débit faible (< 30 mL/24h).
- **Retrait aseptique, pansement stérile** après retrait.

⚠ Tout saignement abondant ou écoulement anormal nécessite un avis médical en urgence.

2.2. Surveillance d'un Drain Ventriculaire Externe (DVE)

📌 Spécificités du DVE

- Positionné en réanimation ou soins intensifs.
- Régule la pression intracrânienne (**PIC normale : 5-15 mmHg**).
- Doit être **stérile pour éviter les infections méningées**.

✅ Surveillance de la pression intracrânienne (PIC)

- Si **PIC > 20 mmHg** → risque d'engagement cérébral.
- Si **débit de LCR trop important** → risque d'hypotension intracrânienne (céphalées, somnolence).

📌 Évaluation du LCR drainé

Aspect du LCR	Signification possible	Conduite à tenir
Clair, incolore	Normal	Surveillance
Sanglant	Post-op immédiat normal	🚨 Si persistant → hémorragie suspectée
Trouble, purulent	Méningite bactérienne	🚨 Urgence → prélèvement et antibiotiques IV
Débit très élevé (> 30 mL/h)	Hyperdrainage	🚨 Ajuster le niveau du drain
Débit nul ou faible	Obstruction du cathéter	🚨 Alerter médecin, vérifier perméabilité

📌 Manipulation du DVE :

✅ Toujours placer le drain à hauteur du conduit auditif externe.

☑ **Éviter les mobilisations excessives du patient** (risque d'hyperdrainage).

☑ **Asepsie rigoureuse** lors des soins (pansement occlusif stérile).

🚨 **Fièvre + céphalées + raideur de nuque** chez un patient porteur de DVE = suspicion de méningite → **Urgence médicale !**

3. Tableau Récapitulatif des Soins et Surveillance

Élément	Surveillance	Signes d'Alerte	Conduite à Tenir
Pansement crânien	Sec, propre, sans écoulement	Fuite LCR, pus, hémorragie	🚨 Alerter neurochirurgie
Drain sous-galéal / Redon	Débit et aspect normal	Sang rouge vif, purulent	🚨 Retrait si nécessaire, bilan urgent
DVE (drain LCR)	PIC 5-15 mmHg, débit stable	LCR trouble, fièvre, hypo- ou hyperdrainage	🚨 Prélèvement LCR, ajustement drain

4. Conclusion

Une **surveillance rigoureuse des pansements et drains neurochirurgicaux** est essentielle pour **prévenir les complications graves** (hémorragies, infections, HTIC). **Tout signe anormal doit être signalé immédiatement** pour une prise en charge rapide.

💡 **En neurochirurgie, une vigilance accrue et des soins stériles permettent d'éviter les complications potentiellement fatales !** 🚑🧠

📌 *Quiz et questions de révision*

Ce **quiz interactif** vous aidera à tester vos connaissances sur la gestion des **pansements et des drains** après une chirurgie neurochirurgicale.

◆ QCM (Questions à Choix Multiples)

📌 *Cochez la ou les bonnes réponses.*

1. Quel est le principal objectif de la gestion des pansements en neurochirurgie ?

a) Limiter les hémorragies internes
b) Prévenir les infections du site opératoire
c) Assurer une meilleure cicatrisation
d) Favoriser l'évacuation du liquide céphalorachidien

2. Quand faut-il généralement réaliser le premier changement de pansement après une chirurgie crânienne ?

a) Dès que possible après l'intervention
b) Après 24 à 48 heures, selon les protocoles chirurgicaux
c) Une semaine après la chirurgie
d) Après trois jours, même en cas d'écoulement suspect

3. Quels signes doivent alerter l'infirmier(e) lors de la surveillance du site opératoire ?

a) Rougeur locale
b) Écoulement de liquide clair suspect sous le pansement
c) Disparition de la douleur au niveau de la cicatrice
d) Douleur excessive malgré un traitement adapté

4. Lors de la surveillance d'un drain sous-galéal ou de Redon, quel aspect du liquide est considéré comme normal en post-opératoire immédiat ?

a) Clair et incolore
b) Sérosanglant léger
c) Épais et purulent
d) Rouge vif en grande quantité

5. Quelle complication peut être suspectée en cas d'écoulement clair et incolore d'un drain post-opératoire ?

a) Infection locale
b) Saignement actif
c) Fuite de liquide céphalorachidien (LCR)
d) Hématome sous-dural

6. Quelle est la principale fonction d'un drain ventriculaire externe (DVE) ?

a) Évacuer un hématome intracrânien
b) Drainer un excès de LCR pour prévenir l'hypertension intracrânienne
c) Réguler la pression artérielle
d) Diminuer la production de liquide céphalorachidien

7. Quelle valeur de pression intracrânienne (PIC) est considérée comme normale en post-opératoire ?

a) 0-5 mmHg
b) 5-15 mmHg
c) 20-30 mmHg
d) > 30 mmHg

8. Que doit faire l'infirmier(e) en cas de drainage excessif de LCR par un DVE (> 30 mL/h) ?

a) Surélever la tête du patient à 90°
b) Vérifier la position du drain et alerter le médecin
c) Diminuer immédiatement le débit du drain
d) Arrêter complètement le drainage pendant 24h

9. Quels signes sont évocateurs d'une infection liée à un drain ventriculaire externe (DVE) ?

a) Fièvre inexpliquée
b) Céphalées intenses et raideur de nuque
c) Absence de drainage de LCR
d) Pupilles en mydriase bilatérale

10. Quelle conduite doit être adoptée en cas de suspicion de méningite post-opératoire ?

a) Poursuivre la surveillance et administrer un antalgique
b) Réaliser une ponction lombaire immédiatement
c) Alerter le médecin, réaliser un prélèvement de LCR et administrer une antibiothérapie IV
d) Arrêter l'antibiothérapie en cours et donner un antipyrétique

◆ Vrai ou Faux

Indiquez si les affirmations suivantes sont vraies ou fausses.

1. Une fuite de LCR peut être confirmée par le "signe du halo" sur une compresse.
2. Un drain sous-galéal est placé pour drainer un excès de LCR.
3. Une brèche méningée peut entraîner une méningite si elle n'est pas traitée rapidement.
4. Un écoulement purulent au niveau d'un pansement post-opératoire nécessite une simple surveillance.
5. Une PIC > 20 mmHg nécessite une prise en charge immédiate pour éviter un engagement cérébral.
6. Une fièvre persistante chez un patient porteur d'un DVE doit faire suspecter une infection.
7. La mise en place d'un drain de Redon ne nécessite pas de surveillance particulière.
8. Une obstruction du drain ventriculaire externe peut se manifester par une augmentation de la PIC.
9. L'hyperdrainage de LCR peut provoquer une hypotension intracrânienne et des céphalées orthostatiques.
10. Le pansement d'un DVE doit être changé uniquement en cas d'écoulement suspect.

◆ Questions Ouvertes

Répondez en quelques phrases aux questions suivantes.

1. Expliquez pourquoi une fuite de liquide céphalorachidien (LCR) est une complication grave après une chirurgie crânienne.
2. Quelles sont les mesures d'asepsie essentielles lors du changement d'un pansement post-opératoire en neurochirurgie ?

3. Comment surveiller efficacement le fonctionnement d'un drain ventriculaire externe (DVE) ?
4. Quels sont les signes cliniques d'une infection post-opératoire chez un patient porteur d'un drain ?
5. En cas d'obstruction suspectée d'un DVE, quelles actions l'infirmier(e) doit-il/elle entreprendre ?
6. Quels sont les risques d'un hyperdrainage par un DVE et comment les prévenir ?
7. Pourquoi faut-il éviter de manipuler un drain de dérivation ventriculo-péritonéale (DVP) sans avis médical ?
8. Quels paramètres doivent être surveillés après le retrait d'un drain neurochirurgical ?
9. Expliquez la différence entre un drain sous-galéal et un drain ventriculaire externe.
10. Comment éduquer un patient porteur d'une dérivation ventriculo-péritonéale (DVP) pour éviter les complications à domicile ?

◆ Cas Clinique Interactif

Monsieur B., 62 ans, a subi une craniotomie pour exérèse d'une tumeur cérébrale. Il est en post-opératoire immédiat avec un pansement crânien et un drain sous-galéal. L'infirmier(e) remarque un écoulement clair sous le pansement et une fièvre à 38,7°C.

Questions

1. Quelle est la complication principale à suspecter dans ce cas ?
2. Quels examens complémentaires doivent être réalisés en urgence ?
3. Quelle prise en charge immédiate doit être mise en place ?
4. Quelles précautions doivent être prises pour limiter l'aggravation de l'état du patient ?

5. Quel traitement peut être envisagé en cas de confirmation d'une infection méningée post-opératoire ?

◆ Correction et Explications des Réponses

📌 *Vous pouvez répondre aux questions et je vous fournirai une correction détaillée avec des explications pour chaque réponse.*

Ce **quiz** est conçu pour renforcer vos **connaissances théoriques et votre raisonnement clinique** face à la gestion des pansements et des drains en neurochirurgie.

Prêt(e) à relever le défi ? 💡 👩‍⚕️ 👨‍⚕️ 🔥

Chapitre 4 :

Soins et interventions infirmiers en neurochirurgie

4.1. Gestion des voies aériennes et de la ventilation

- Intubation, ventilation mécanique et sevrage respiratoire

La gestion des **voies aériennes et de la ventilation** est une priorité chez les patients neurochirurgicaux, notamment en **post-opératoire, en cas d'atteinte neurologique sévère ou de troubles de la conscience**. L'**intubation trachéale**, la **ventilation mécanique** et le **sevrage respiratoire** sont des étapes essentielles pour assurer **une oxygénation cérébrale optimale et prévenir l'hypertension intracrânienne (HTIC)**.

1. Indications de l'Intubation en Neurochirurgie

📌 **Pourquoi intuber un patient neurochirurgical ?**

☑ Maintenir une **oxygénation cérébrale adéquate** (PaO_2 > 80 mmHg, SpO_2 > 94 %).

☑ Prévenir **l'aspiration bronchique** en cas de coma ou de troubles de la déglutition.

☑ Réduire **l'hypertension intracrânienne (HTIC)** en contrôlant la ventilation.

☑ Assurer une **protection des voies aériennes** en cas de baisse du **score de Glasgow (GCS ≤ 8)**.

📌 **Principales indications d'intubation en neurochirurgie :**

◆ **Troubles de la conscience sévères** (GCS ≤ 8, AVC massif, traumatisme crânien grave).

◆ **Signes d'engagement cérébral** (mydriase unilatérale, anomalies du réflexe pupillaire, respiration irrégulière).

◆ **HTIC réfractaire** nécessitant une hyperventilation contrôlée.

◆ **Crises convulsives prolongées (état de mal épileptique).**

◆ **Détresse respiratoire aiguë (pneumopathie, œdème pulmonaire neurogénique).**

🆘 Un patient avec un GCS ≤ 8 doit être immédiatement intubé pour protéger ses voies aériennes.

2. Intubation Orotrachéale (IOT) : Technique et Surveillance

2.1. Précautions spécifiques en neurochirurgie

📌 Objectif : minimiser l'HTIC pendant l'intubation

☑ **Éviter l'hyperstimulation vagale** → Utilisation d'agents d'induction rapides.

☑ **Pré-oxygénation** pendant **3-5 minutes** avant l'intubation.

☑ **Stabilisation hémodynamique** (éviter hypotension et hypertension).

☑ **Sédation et curarisation adaptées** pour prévenir l'hyperréflexie.

2.2. Médications utilisées pour l'IOT en neurochirurgie

Type de médicament	Exemples	Rôle
Sédation rapide	Propofol, Etomidate	Diminuer la réactivité cérébrale
Curarisation	Rocuronium, Cisatracurium	Faciliter l'intubation sans augmenter la PIC
Analgésie	Fentanyl, Sufentanil	Réduction du stress et de la douleur
Contrôle de la réponse sympathique	Esmolol, Lidocaïne IV	Prévenir la poussée hypertensive

 Éviter la kétamine en cas d'HTIC (effet hypertenseur cérébral).

2.3. Surveillance post-intubation

 Vérification de la position du tube :

- **Capnographie (EtCO$_2$ entre 35-40 mmHg)**.
- **Auscultation bilatérale** des poumons.
- **Radiographie thoracique** en cas de doute.

 Surveillance de la sédation et de la curarisation : éviter toute agitation qui pourrait augmenter la PIC.

 Prévention des complications de l'intubation prolongée :

- Pneumopathie acquise sous ventilation (VAP).
- Ulcération trachéale.
- Mauvaise synchronisation patient-ventilateur.

3. Ventilation Mécanique en Réanimation Neurochirurgicale

📌 **Objectifs de la ventilation mécanique en neurochirurgie :**

☑ **Optimiser l'oxygénation cérébrale** (PaO_2 > 80 mmHg, SpO_2 > 94 %).

☑ **Maintenir une $PaCO_2$ normale ou légèrement basse** (35-38 mmHg) pour éviter l'hypercapnie (vasodilatation cérébrale).

☑ **Éviter l'hypoxie et l'hypotension** qui aggravent l'ischémie cérébrale.

☑ **Réduire la consommation d'oxygène cérébral** en maintenant une sédation contrôlée.

3.1. Modes de Ventilation en Neurochirurgie

Mode ventilatoire	Indications principales
VVC (Ventilation en Volume Contrôlé)	Standard en neurochirurgie (prévention de l'HTIC)
VPC (Ventilation en Pression Contrôlée)	Patients avec compliance pulmonaire diminuée
ASB (Assistance Spontanée en Pression - CPAP, BIPAP)	Sevrage ventilatoire progressif
Hyperventilation contrôlée	En cas d'HTIC menaçante

⚠ Une **hyperventilation excessive** (< 30 mmHg) entraîne une **vasoconstriction cérébrale et un risque d'ischémie !**

4. Sevrage Respiratoire en Réanimation Neurochirurgicale

📌 **Critères de sevrage d'un patient neurochirurgical ventilé :**

☑ **Score de Glasgow ≥ 10** (capacité à protéger ses voies aériennes).

☑ **Stabilité hémodynamique** (PAS > 100 mmHg, FC stable).

☑ **Bonne oxygénation** (PaO_2 > 80 mmHg en FiO_2 < 40 %).

☑ **$PaCO_2$ entre 35-45 mmHg** (ventilation efficace).

☑ **Capacité à initier une ventilation spontanée.**

4.1. Procédure de sevrage ventilatoire

1 **Phase de diminution progressive de l'assistance**

- Passage en **mode PSV (Pressure Support Ventilation)** ou **CPAP**.
- Réduction de la pression inspiratoire tout en maintenant un **volume courant adéquat**.

2 **Test de respiration spontanée (T-tube ou CPAP faible)**

- Durée de **30 à 120 minutes** sous surveillance étroite.
- Critères de succès : FR < 30/min, absence de détresse respiratoire.

3 **Extubation si critères validés**

- Vérification de l'absence de **troubles de la déglutition** (risque d'inhalation).
- Mise en place d'une **oxygénothérapie post-extubation si nécessaire**.
- **Surveillance étroite les 24 premières heures** pour éviter l'échec du sevrage.

5. Complications et Surveillance Infirmière

📌 Complications possibles en lien avec l'intubation et la ventilation mécanique :

Complication	Signes d'alerte	Conduite à tenir
HTIC aggravée	Céphalées, mydriase, confusion	🚨 Réajustement de la ventilation (PaCO$_2$ 35-38 mmHg)
Désynchronisation patient-ventilateur	Tachypnée, dyspnée, agitation	🚨 Ajuster mode ventilatoire, augmenter la sédation
Pneumopathie sous ventilation	Fièvre, sécrétions purulentes, hypoxie	🚨 Antibiothérapie adaptée, soins d'asepsie respiratoire
Échec du sevrage	Hypoxie, hypercapnie, détresse respiratoire	🚨 Reprise de l'assistance ventilatoire

6. Conclusion

La gestion des **voies aériennes et de la ventilation** est essentielle en neurochirurgie pour assurer une **oxygénation cérébrale optimale et prévenir l'HTIC**. L'infirmier(e) doit être vigilant(e) face aux **signes de détresse respiratoire, aux anomalies de la ventilation et aux complications de l'intubation**.

💡 Un suivi rigoureux et une prise en charge rapide permettent d'améliorer le pronostic neurologique et de favoriser un sevrage ventilatoire efficace ! 🚑🧠

- Surveillance et prévention des complications pulmonaires

Les patients neurochirurgicaux présentent un **risque élevé de complications pulmonaires** en raison de l'**altération de la conscience, de l'immobilisation prolongée et de la ventilation mécanique**. Une surveillance rigoureuse et des mesures préventives adaptées sont essentielles pour **optimiser l'oxygénation cérébrale, éviter l'hypoxie et prévenir les infections respiratoires**.

1. Principales Complications Pulmonaires en Neurochirurgie

📌 **Pourquoi les complications pulmonaires sont-elles fréquentes en neurochirurgie ?**

✅ **Immobilisation prolongée** → Stase pulmonaire, atélectasies.

✅ **Altération de la conscience (GCS ≤ 8)** → Risque d'inhalation et d'encombrement bronchique.

✅ **Ventilation mécanique prolongée** → Risque d'infection nosocomiale (pneumopathie sous ventilation).

✅ **Hyperventilation thérapeutique** → Hypocapnie excessive entraînant une vasoconstriction cérébrale.

◆ **Complications respiratoires les plus fréquentes :**

Complication	Mécanisme	Facteurs de risque
Pneumopathie d'inhalation	Passage de sécrétions ou d'aliments dans les voies aériennes	Altération de la conscience, fausses routes

Atélectasies	Affaissement des alvéoles pulmonaires	Hypoventilation, position allongée prolongée
Pneumopathie acquise sous ventilation (VAP)	Infection nosocomiale due à l'intubation prolongée	Ventilation mécanique, soins d'asepsie insuffisants
Œdème pulmonaire neurogénique	Augmentation brutale de la pression intracrânienne (PIC)	HTIC sévère, engagement cérébral
Embolie pulmonaire	Obstruction d'une artère pulmonaire par un caillot	Alitement prolongé, hypercoagulabilité

Toute détérioration respiratoire chez un patient neurochirurgical est une urgence nécessitant une prise en charge immédiate.

2. Surveillance Respiratoire

Objectifs de la surveillance :

- Détecter précocement toute **détérioration respiratoire**.
- Adapter la **ventilation et l'oxygénothérapie** selon l'état neurologique.
- Prévenir **les infections pulmonaires et les complications hémodynamiques**.

2.1. Surveillance Clinique

- **Fréquence respiratoire (FR) :**
  - Normale : **12-20/min**.

- **Bradypnée (< 10/min)** → Possible atteinte du tronc cérébral, narcose au CO_2.
- **Tachypnée (> 25/min)** → Détresse respiratoire, pneumopathie.

☑ **Saturation en oxygène (SpO_2) :**

- **Objectif > 94 %** chez un patient sans hypercapnie chronique.
- **Hypoxémie (SpO_2 < 90 %)** → Signes de détresse respiratoire (cyanose, sueurs, agitation).

☑ **Signes de détresse respiratoire :**

- Tirage intercostal, battement des ailes du nez.
- Cyanose, sueurs froides, tachycardie.
- Diminution du murmure vésiculaire à l'auscultation (atélectasie, pneumopathie).

📌 **Évaluer les sécrétions bronchiques :**

- Abondance, aspect (clair, purulent, sanglant).
- Présence de râles bronchiques ou crépitants à l'auscultation.

2.2. Surveillance des Gaz du Sang (GDS)

☑ **Paramètres à surveiller :**

Paramètre	Normes	Signification d'une anomalie
PaO_2	80-100 mmHg	< 80 mmHg = Hypoxémie
$PaCO_2$	35-45 mmHg	> 45 mmHg = Hypercapnie (hypoventilation) < 35 mmHg = Hypocapnie (hyperventilation)
pH sanguin	7.35-7.45	< 7.35 = Acidose > 7.45 = Alcalose

📌 **Anomalies fréquentes en neurochirurgie :**

◆ **Hypocapnie (PaCO$_2$ < 30 mmHg)** → Vasoconstriction cérébrale, risque d'ischémie.

◆ **Hypercapnie (PaCO$_2$ > 45 mmHg)** → Vasodilatation cérébrale, augmentation de la PIC.

🔲 **Hypercapnie et hypoxie aggravent l'ischémie cérébrale** → intervention immédiate requise !

3. Prévention des Complications Pulmonaires

📌 **Objectifs :**

☑ **Favoriser une oxygénation optimale** et éviter l'hypoxie.

☑ **Éviter l'encombrement bronchique** et prévenir l'aspiration.

☑ **Limiter le risque d'infections pulmonaires et d'embolie pulmonaire**.

3.1. Prévention de la Pneumopathie d'Inhalation et de l'Aspiration

☑ **Positionnement adapté** :

- Surélévation du tronc à **30-45°** chez les patients intubés ou sédatés.
- Position latérale de sécurité (PLS) si trouble de la conscience.

☑ **Soins de la bouche et prévention des fausses routes** :

- Aspiration régulière des sécrétions buccopharyngées.
- Soins d'hygiène buccale avec antiseptiques oraux.

- Test de déglutition avant reprise de l'alimentation orale.

3.2. Prévention des Atélectasies et Amélioration de la Ventilation

☑ **Mobilisation précoce :**

- Réduction du **temps d'alitement** si possible.
- **Changements de position** toutes les **2 à 4 heures**.

☑ **Exercices respiratoires et kinésithérapie respiratoire :**

- **Spirométrie incitative** (exercices de respiration profonde).
- Drainage postural et percussion thoracique si sécrétions abondantes.
- Encourager la **toux contrôlée** chez les patients non intubés.

3.3. Prévention de la Pneumopathie sous Ventilation (VAP)

☑ **Précautions spécifiques aux patients ventilés :**

- Éviter **l'aspiration gastrique** (sonde nasogastrique en cas de reflux).
- Éviter **l'hyperinflation du ballonnet de la sonde** (> 30 cmH$_2$O = risque de nécrose trachéale).
- **Circuit fermé pour aspiration trachéale** (éviter la contamination).
- **Sevrage ventilatoire précoce** si possible.

3.4. Prévention de l'Embolie Pulmonaire

☑ Anticoagulation préventive (HBPM) si absence de contre-indication.

☑ Bas de contention et compression pneumatique intermittente.

☑ Mobilisation précoce et exercices de flexion-extension des jambes.

⚠ Douleur thoracique brutale + dyspnée + tachycardie → suspicion d'embolie pulmonaire → Scanner thoracique en urgence !

4. Tableau Récapitulatif des Complications et de leur Prévention

Complication	Signes d'alerte	Prévention
Pneumopathie d'inhalation	Dyspnée, râles bronchiques, fièvre	Élévation du tronc, test de déglutition
Atélectasies	Hypoxémie, asymétrie ventilatoire	Mobilisation, kinésithérapie respiratoire
Pneumopathie sous ventilation	Fièvre, sécrétions purulentes, détresse respiratoire	Soins d'asepsie, aspiration trachéale stérile
Œdème pulmonaire neurogénique	Dyspnée aiguë, crépitants diffus	Contrôle strict de la PIC, diurétiques si nécessaire
Embolie pulmonaire	Douleur thoracique, tachypnée, cyanose	Anticoagulation, mobilisation précoce

5. Conclusion

La prévention et la surveillance des **complications pulmonaires** sont essentielles chez les patients neurochirurgicaux pour **optimiser l'oxygénation cérébrale et réduire les risques d'hypoxie**. L'infirmier(e) joue un rôle clé dans la **détection précoce des signes respiratoires anormaux**, la **prévention des infections** et l'**accompagnement du sevrage respiratoire**.

💡 Une bonne prise en charge respiratoire améliore significativement le pronostic neurologique et réduit la mortalité ! 🚑🫁

4.2. Gestion de la douleur et de la sédation

- Outils d'évaluation de la douleur

La gestion de la douleur et de la sédation en neurochirurgie est **essentielle** pour assurer le **confort du patient, prévenir l'agitation, limiter l'augmentation de la pression intracrânienne (PIC) et optimiser la récupération neurologique**. Une évaluation précise de la douleur est indispensable pour **adapter les traitements antalgiques** tout en tenant compte des **contraintes neurochirurgicales**.

1. Outils d'Évaluation de la Douleur en Neurochirurgie

📌 **Pourquoi évaluer la douleur ?**

✅ Adapter **l'antalgie selon l'intensité et la cause de la douleur**.

✅ Identifier une **douleur neuropathique** ou une **complication post-opératoire**.

✅ Surveiller l'effet des **traitements antalgiques et sédatifs**.

✅ Limiter l'**agitation**, qui peut majorer la PIC et nuire à la récupération cérébrale.

1.1. Choix de l'outil d'évaluation selon l'état du patient

État du patient	Outil d'évaluation recommandé
Patient conscient et communicant	Échelle Visuelle Analogique (EVA), Échelle Numérique (EN), Échelle Verbale Simple (EVS)
Patient altéré (confus, désorienté)	Échelle comportementale (ECPA, BPS)
Patient intubé, sédaté	Behavioral Pain Scale (BPS), Critical-Care Pain Observation Tool (CPOT)
Patient en pédiatrie	Échelle FLACC (Face, Legs, Activity, Cry, Consolability)

1.2. Outils d'Évaluation en Détail

A. Échelles pour patients conscients

✅ **Échelle Visuelle Analogique (EVA)** :

- Règle de **0 à 10 cm** où le patient place un curseur selon son ressenti.
- **0 = Absence de douleur / 10 = Douleur insupportable.**
- Adaptée si le patient **comprend et peut exprimer sa douleur**.

✅ **Échelle Numérique (EN)** :

- Demande au patient de **noter sa douleur de 0 à 10**.
- **0 = Aucune douleur / 10 = Douleur maximale imaginable**.
- **Facile à utiliser**, mais nécessite une bonne cognition du patient.

✅ **Échelle Verbale Simple (EVS)** :

- **Choix de mots** pour décrire la douleur :
  - ◆ Pas de douleur.
  - ◆ Douleur légère.
  - ◆ Douleur modérée.
  - ◆ Douleur intense.
  - ◆ Douleur insupportable.

B. Échelles comportementales pour patients non communicants

✅ **Échelle comportementale de la douleur chez la personne âgée (ECPA)** :

- Utilisée chez les patients **désorientés ou ayant des troubles cognitifs**.
- Observation de **4 critères** : expression faciale, mouvement, tonus musculaire, réaction au toucher.

✅ **Behavioral Pain Scale (BPS)** (pour patients intubés et sédatés) :

- **Trois critères évalués (score de 3 à 12)** :
    - 1️⃣ Expression faciale.
    - 2️⃣ Mouvements des membres supérieurs.
    - 3️⃣ Tolérance au ventilateur.
- **BPS ≥ 5 = douleur probable** → **Antalgiques nécessaires.**

✅ **Critical-Care Pain Observation Tool (CPOT)** :

- Évalue la douleur selon **4 critères (0 à 2 points par critère, total 0-8)** :
    - ◆ Expression faciale.
    - ◆ Mouvements du corps.
    - ◆ Adaptation au ventilateur.
    - ◆ Tension musculaire.
- **CPOT ≥ 3 = douleur nécessitant une prise en charge.**

C. Outil pour les enfants : Échelle FLACC

FLACC (*Face, Legs, Activity, Cry, Consolability*) est une échelle comportementale adaptée aux enfants de **0 à 7 ans**.

- **Face (visage)** → Expression neutre ou grimace.
- **Legs (jambes)** → Détendues ou agitées.
- **Activity (activité)** → Mouvements normaux ou crispation.
- **Cry (pleurs)** → Aucun ou pleurs continus.
- **Consolability (réconfortabilité)** → Se calme facilement ou inconsolable.

FLACC ≥ 4/10 → **Douleur significative nécessitant une prise en charge.**

2. Surveillance de la Douleur en Post-Opératoire Neurochirurgical

📌 **Facteurs influençant la douleur après une chirurgie cérébrale**

✅ **Douleur crânienne post-craniotomie** (maux de tête, tension musculaire).

✅ **Douleur au niveau des points de suture.**

✅ **Céphalées liées aux variations de la pression intracrânienne.**

✅ **Douleur neuropathique en cas d'atteinte nerveuse.**

📌 **Fréquence de l'évaluation**

◆ **Toutes les heures** en soins intensifs.

◆ **Toutes les 4-6 heures** en service conventionnel.

◆ **Avant et après l'administration d'antalgiques** (efficacité).

3. Prise en Charge de la Douleur en Neurochirurgie

📌 **Précautions spécifiques en neurochirurgie**

✅ Éviter les opioïdes forts en excès → Risque de **dépression respiratoire** et **altération de la vigilance**.

✅ Éviter les AINS (ibuprofène, kétoprofène) → Risque d'**hémorragie cérébrale** et d'**altération de la cicatrisation**.

✅ Privilégier le paracétamol et les antalgiques multimodaux.

3.1. Stratégie Antalgique en Fonction de l'Intensité

Intensité de la douleur	Traitement recommandé
Légère (EVA ≤ 3)	Paracétamol IV/PO (1g/6h), glace locale
Modérée (EVA 4-6)	Paracétamol + Tramadol ou Néfopam
Intense (EVA ≥ 7)	Morphine IV en titration (attention à la vigilance)

☑ **Douleur neuropathique** → Gabapentine, Prégabaline.

☑ **Douleur musculaire** → Myorelaxants, kinésithérapie.

⚡ **Surveillance post-administration des opioïdes** :

- Évaluer le **score de sédation (RASS)**.
- Surveiller la **FR** et la **SpO₂** (risque de dépression respiratoire).

4. Gestion de la Sédation en Neurochirurgie

📌 **Objectifs de la sédation**

☑ **Prévenir l'agitation** qui pourrait augmenter la **PIC**.

☑ Faciliter la **ventilation mécanique** chez les patients intubés.

☑ **Réduire la consommation d'oxygène cérébral** en cas de lésion cérébrale.

4.1. Agents Sédatifs Couramment Utilisés

Médicament	Indication principale	Remarque
Propofol	Sédation profonde, sevrage ventilatoire	⚠ Hypotension fréquente

Midazolam	Sédation prolongée	⚠ Accumulation, réveil lent
Dexmédétomidine	Sédation légère, patient éveillable	💡 Moins d'impact sur la respiration
Clonidine	Sédation et contrôle de l'HTA	💡 Alternative aux benzodiazépines

📌 **Sevrage de la sédation progressif** pour éviter un **syndrome de sevrage** (tachycardie, hypertension, agitation).

5. Conclusion

L'évaluation et la gestion de la **douleur et de la sédation** sont essentielles en neurochirurgie pour assurer **le confort du patient tout en optimisant sa récupération neurologique**. Une prise en charge adaptée permet **d'éviter les complications et de favoriser une réhabilitation précoce**.

💡 **Une évaluation régulière et une adaptation des traitements améliorent significativement le pronostic et la qualité de vie du patient !** 🚑💊

- Protocoles médicamenteux (antalgiques, sédatifs)

📌 *Gestion des antalgiques et des sédatifs selon les spécificités neurochirurgicales*

La prise en charge médicamenteuse en neurochirurgie repose sur des protocoles rigoureux pour **soulager la douleur, assurer une** sédation contrôlée et éviter les complications neurologiques. Les traitements doivent être adaptés en fonction de **l'état de conscience du patient, du risque d'hypertension intracrânienne (HTIC) et des contre-indications spécifiques.**

1. Protocoles Antalgiques en Neurochirurgie

📌 Objectifs de l'antalgie

☑ Maintenir un **confort optimal sans sur-sédation.**

☑ Éviter les médicaments **altérant la vigilance** (impact sur le Score de Glasgow).

☑ Privilégier une **stratégie multimodale** (médicaments + mesures non pharmacologiques).

☑ Éviter les **anti-inflammatoires non stéroïdiens (AINS)** en raison du risque d'**hémorragie cérébrale.**

1.1. Antalgiques selon l'intensité de la douleur

📌 Classification selon l'OMS (échelle de l'antalgie)

◆ **Niveau 1 (douleur légère, EVA ≤ 3/10)**
◆ **Niveau 2 (douleur modérée, EVA 4-6/10)**
◆ **Niveau 3 (douleur intense, EVA ≥ 7/10)**

Niveau de douleur	Traitement recommandé	Remarque

Douleur légère (EVA ≤ 3/10)	Paracétamol 1 g IV/PO toutes les 6 h	⚠ Surveillance hépatique si usage prolongé
Douleur modérée (EVA 4-6/10)	Paracétamol 1 g IV + Tramadol 50-100 mg IV/PO toutes les 6 h	⚠ Tramadol à éviter en cas de convulsions
Douleur intense (EVA ≥ 7/10)	Morphine IV en titration (bolus 2-3 mg toutes les 10 min, max 10 mg/h)	⚠ Risque de dépression respiratoire et d'altération de la vigilance
Douleur neuropathique	Gabapentine 300 mg x3/j ou Prégabaline 75 mg x2/j	💡 Utilisé en cas de douleurs post-opératoires chroniques
Douleur musculaire	Myorelaxants (Thiocolchicoside)	💡 Peut être associé aux antalgiques classiques

📌 **Éviter systématiquement** :

🚫 **AINS (ibuprofène, kétoprofène)** → Augmente le risque d'**hémorragie intracrânienne** et ralentit la cicatrisation.

🚫 **Codéine** → Métabolisation imprévisible, risque de dépression respiratoire.

1.2. Modalités d'Administration des Opioïdes

✅ **Morphine IV en titration** (réservée aux douleurs post-opératoires intenses) :

🔹 **Bolus de 2-3 mg toutes les 10 min**, jusqu'à un soulagement (max 10 mg/h).

◆ Passage en **perfusion IV continue** si douleur persistante (1 à 2 mg/h).

◆ Surveillance stricte des **effets secondaires** :

- Bradypnée (FR < 10/min) → **Oxygène + surveillance rapprochée.**
- Sédation excessive → **Évaluation neurologique fréquente.**
- Nausées, vomissements → **Association avec antiémétiques (Métoclopramide, Ondansétron).**

🔹 Si signes de surdosage opioïde (dépression respiratoire) → administration de Naloxone IV (0,1-0,2 mg en bolus).

2. Protocoles de Sédation en Neurochirurgie

📌 Objectifs de la sédation

✅ Maintenir un **état stable** tout en permettant un réveil rapide pour évaluer l'état neurologique.

✅ **Limiter l'agitation** et les mouvements inappropriés (prévention des lésions secondaires).

✅ Adapter la **sédation aux besoins ventilatoires** si le patient est intubé.

2.1. Choix des Sédatifs selon l'Indication

Indication	Sédatif recommandé	Remarque
Agitation post-opératoire	Midazolam IV (2-5 mg/heure)	💡 Favorise l'amnésie, à éviter si réveil neurologique nécessaire
Sédation prolongée en réanimation	Propofol IV (1-3 mg/kg/h)	⚠ Risque d'hypotension et de syndrome de perfusion au propofol (PRIS)
État de mal convulsif	Midazolam IV en perfusion continue ou Clonazépam bolus 1 mg IV	⭐ Urgence neurologique, prise en charge intensive
Patient sous ventilation mécanique	Dexmédétomidine IV (0,2-0,7 μg/kg/h)	💡 Maintient la vigilance, réduit l'impact sur la respiration
Contrôle de l'hypertension intracrânienne	Propofol + Fentanyl IV	⚠ Surveillance de la pression artérielle

⭐ Éviter le Lorazépam en perfusion prolongée (accumulation et réveil retardé).

2.2. Surveillance et Ajustement de la Sédation

🖈 **Évaluation régulière** avec l'échelle RASS (Richmond Agitation-Sedation Scale)

Score RASS	Niveau de sédation	Conduite à tenir
0	Éveil normal	Aucune sédation nécessaire
-1 à -2	Sédation légère	Surveillance standard
-3 à -4	Sédation profonde	Évaluation régulière, adaptation des doses
-5	Aucune réponse	Vérifier la ventilation et l'état neurologique

🖈 **Modalités de surveillance**

✅ **Score de Glasgow** toutes les 2-4 heures.

✅ **Fréquence respiratoire et SpO₂** (éviter la dépression respiratoire).

✅ **Surveillance des effets secondaires** (hypotension, bradycardie, sédation excessive).

⭐ **Réveil neurologique impératif toutes les 24 heures si sédation prolongée pour réévaluer l'état cérébral !**

3. Gestion du Sevrage des Sédatifs et Opioïdes

📌 **Objectifs**

✅ Éviter les **syndromes de sevrage** (agitation, hypertension, convulsions).

✅ Préparer progressivement le **réveil et l'extubation**.

✅ Réduire le risque de **délirium post-réanimation**.

✅ **Stratégie de sevrage progressif :**

- Réduction de **20-25 % des doses toutes les 12-24 heures**.
- Surveillance étroite des **signes de sevrage** (tachycardie, agitation, tremblements).
- Association possible avec **Clonidine (α2-agoniste)** pour limiter l'agitation.

💡 **Reprise brutale de l'agitation ou détresse respiratoire → réajustement immédiat de la sédation et surveillance rapprochée.**

4. Conclusion

La gestion des **antalgiques et sédatifs en neurochirurgie** nécessite une **adaptation stricte** pour garantir **le confort du patient tout en préservant son état neurologique**. Une **surveillance rapprochée et des ajustements précis** permettent d'optimiser la récupération post-opératoire et d'éviter les complications.

💡 **Une prise en charge multimodale et personnalisée améliore le pronostic neurologique et la qualité de vie des patients !** 🚑🧠

4.3. Prévention des complications liées à l'alitement

- Thromboprophylaxie

📌 *Objectif : prévenir les complications liées à l'immobilisation prolongée et assurer une récupération optimale*

L'alitement prolongé, fréquent en **post-opératoire neurochirurgical**, expose les patients à des **complications graves**, notamment **thromboemboliques, musculaires, cutanées, respiratoires et métaboliques**. Une **prévention proactive et une mobilisation précoce** sont essentielles pour éviter ces complications.

1. Principales Complications de l'Alitement Prolongé

Complication	Conséquences possibles
Thrombose veineuse profonde (TVP) et embolie pulmonaire (EP)	Insuffisance respiratoire aiguë, risque vital
Escarres	Nécrose cutanée, infection, douleur
Atrophie musculaire et déconditionnement	Perte de force, retard de réhabilitation
Pneumopathie d'encombrement	Hypoxémie, détresse respiratoire
Hypotension orthostatique	Chutes, syncope, troubles hémodynamiques
Constipation et ralentissement digestif	Occlusion, inconfort majeur
Hyperglycémie et insulino-résistance	Décompensation métabolique

La thromboprophylaxie est une priorité absolue chez les patients alités pour éviter les complications thromboemboliques.

2. Thromboprophylaxie en Neurochirurgie

Pourquoi est-ce essentiel ?

L'immobilisation favorise la **stase veineuse**,

l'**hypercoagulabilité** et l'**altération endothéliale** (Triade de Virchow).

☑ Le **risque thromboembolique est multiplié par 3** après une chirurgie cérébrale.

☑ **Embolie pulmonaire (EP) = 1ère cause de décès évitable** chez les patients neurochirurgicaux alités.

2.1. Stratégies de Prévention de la Thrombose Veineuse Profonde (TVP) et de l'Embolie Pulmonaire (EP)

📌 Prise en charge basée sur le risque thrombotique et hémorragique du patient

☑ Association de mesures physiques et médicamenteuses selon le contexte.

A. Thromboprophylaxie Mécanique (Mesures non médicamenteuses)

☑ Indiquée chez tous les patients en post-opératoire

- **Bas de contention (classe II, 15-20 mmHg)** → Favorise le retour veineux.
- **Compression pneumatique intermittente (CPI)** → Effet anti-stase prouvé, surtout si CI aux anticoagulants.
- **Mobilisation précoce et exercices actifs des membres inférieurs** → Activation musculaire favorisant le retour veineux.

B. Thromboprophylaxie Médicamenteuse (Anticoagulation préventive)

📌 Indiquée en post-opératoire chez les patients à risque thromboembolique élevé

Traitement	Dose	Précautions
Héparine de bas poids moléculaire	Enoxaparine (Lovenox®) 40	Débuter 24-48h post-op si absence de
Héparine non fractionnée (HNF)	5000 UI SC toutes les 8-12h	Alternative en cas d'IR sévère
Fondaparinux (Arixtra®)	2,5 mg SC 1x/j	Réservé aux patients à très haut risque

📌 Quand débuter l'anticoagulation après chirurgie cérébrale ?

✅ **24-48h post-opératoire** si **hémostase stable** et absence de saignement intracrânien.

✅ TVP ou EP avérée → Passage en anticoagulation curative sous surveillance stricte.

🔲 Contre-indications absolues :

- Hémorragie cérébrale active ou risque hémorragique élevé.
- Troubles de la coagulation sévères.
- Plaquettes < 50 000/mm³.

3. Mobilisation Précoce et Réhabilitation Fonctionnelle

📌 Pourquoi ?

☑ Diminue la **stase veineuse** et le **risque thromboembolique**.

☑ Limite la **fonte musculaire** et favorise la **rééducation motrice**.

☑ Améliore la **ventilation pulmonaire et la circulation sanguine**.

☑ **Principes de mobilisation progressive :**

◆ **Jour 1-2 post-op** : Mobilisation passive au lit, mobilisation des membres.

◆ **Jour 2-3 post-op** : Passage en position assise si possible, kinésithérapie respiratoire.

◆ **Jour 3-5 post-op** : Debout avec assistance si stabilité hémodynamique.

◆ **Après 5 jours** : Marche progressive avec kinésithérapie intensive.

⚠ **Surveiller les signes de malaise orthostatique** lors de la mise au fauteuil (hypotension, tachycardie).

4. Prévention des Escarres et Surveillance Cutanée

📌 **Pourquoi ?**

✅ Immobilisation = **risque majeur de nécrose cutanée (escarres)**, surtout au niveau des **talons, sacrum, coudes, occiput**.

✅ **Mesures préventives :**

◆ **Changement de position toutes les 2-3 heures** en l'absence de contre-indication.

◆ **Matelas à air dynamique** ou surmatelas anti-escarres.

◆ **Hydratation cutanée** pour éviter la macération et la fragilité.

◆ **Nutrition adaptée** : Apport protidique suffisant pour la réparation tissulaire.

🚨 Tout érythème cutané persistant ≥ 30 minutes sans blanchiment → **Risque d'escarre** → Mesures renforcées !

5. Prévention des Complications Respiratoires

📌 **Pourquoi ?**

✅ L'immobilisation **altère la ventilation pulmonaire** et favorise l'**encombrement bronchique**.

☑ **Mesures préventives :**

◆ **Position semi-assise à 30-45°** (diminue le risque d'inhalation et favorise la ventilation).

◆ **Kinésithérapie respiratoire et spirométrie incitative.**

◆ **Aspiration des sécrétions si encombrement** chez les patients intubés ou trachéotomisés.

◆ **Oxygénothérapie adaptée** si $SpO_2 < 94\,\%$.

💡 Fièvre + râles crépitants + hypoxémie → Pneumopathie suspectée → Surveillance rapprochée et ATB si nécessaire.

6. Surveillance et Prévention des Troubles Digestifs

📌 Pourquoi ?

☑ L'alitement ralentit le transit intestinal, favorisant la **constipation** et le **risque d'occlusion**.

☑ **Mesures préventives :**

◆ **Hydratation suffisante** (1,5-2 L/j selon tolérance).

◆ **Apport en fibres adapté** (si absence de contre-indications).

◆ **Laxatifs doux en prévention (Lactulose, Macrogol).**

◆ **Mobilisation et stimulation du péristaltisme intestinal.**

💡 **Surveiller les signes d'occlusion :** absence de gaz, distension abdominale, vomissements → **Évaluation médicale rapide !**

7. Conclusion

📌 **La prévention des complications liées à l'alitement repose sur une approche globale :**

☑ **Thromboprophylaxie adaptée** (HBPM, bas de contention, mobilisation).

☑ **Mobilisation précoce et rééducation motrice** pour éviter l'atrophie musculaire.

☑ **Surveillance cutanée et prévention des escarres.**

☑ **Prévention des complications respiratoires et digestives.**

💡 **Un protocole de soins rigoureux et une prise en charge précoce améliorent significativement le pronostic fonctionnel des patients neurochirurgicaux !** 🚑👩‍⚕️

- ## Prévention des escarres et complications digestives

📌 *Les patients neurochirurgicaux sont particulièrement exposés aux escarres et aux troubles digestifs en raison de l'alitement prolongé, des troubles neurologiques et des effets secondaires des traitements. Une prise en charge précoce et des mesures préventives adaptées permettent d'éviter ces complications et d'optimiser la récupération du patient.*

1. Prévention des Escarres

📌 **Pourquoi ?**

☑ **Risque majeur chez les patients alités** → Compression prolongée des tissus entraînant une **ischémie locale** et une **nécrose cutanée**.

☑ **Facteurs de risque** : immobilisation prolongée, troubles neurologiques, altération de la perfusion tissulaire, incontinence, dénutrition.

1.1. Mécanisme de Formation des Escarres

📌 Les escarres résultent de :

◆ **Pression prolongée** sur les zones d'appui → Compression des capillaires → Hypoxie tissulaire.

◆ **Frottements et cisaillements** → Décollement de l'épiderme.

◆ **Macération due à l'humidité (incontinence, transpiration)** → Altération de la barrière cutanée.

☑ Localisations fréquentes :

- **Occiput** (patients en décubitus dorsal).
- **Sacrum et ischions**.
- **Talons, malléoles, coudes**.

1.2. Mesures Préventives des Escarres

A. Surveillance Cutanée Régulière

☑ Inspection de la peau **2 à 3 fois par jour** (zones à risque).

☑ Recherche de **rougeurs persistantes**, phlyctènes, induration locale.

☑ **Test du blanchiment** : une rougeur qui ne disparaît pas à la pression = **stade I d'escarre** → Action immédiate !

B. Changement de Position et Mobilisation Précoce

☑ **Changement de position toutes les 2-3 heures** en l'absence de contre-indication.

☑ **Utilisation d'un matelas anti-escarres** à air alterné.

☑ **Surélévation du tronc à 30°** si possible, évitant une pression excessive sur le sacrum.

☑ **Mobilisation passive et active des membres inférieurs** pour améliorer la circulation sanguine.

C. Soins de la Peau et Gestion de l'Humidité

☑ **Toilette quotidienne avec produits doux**, sans frottement excessif.

☑ **Application de crèmes hydratantes** pour maintenir l'élasticité cutanée.

☑ **Protection des zones à risque avec des pansements hydrocolloïdes** en prévention.

☑ **Gestion de l'incontinence** avec protections adaptées et changes fréquents.

D. Optimisation de l'Alimentation et de l'Hydratation

☑ **Apport protéique suffisant** (1,2-1,5 g/kg/j) pour favoriser la régénération tissulaire.

☑ **Supplémentation en zinc et vitamine C** si retard de cicatrisation.

☑ **Hydratation adaptée (1,5-2 L/j)** pour maintenir une bonne perfusion cutanée.

📌 Toute escarre suspectée doit être signalée immédiatement et prise en charge pour éviter l'évolution vers des formes nécrotiques.

2. Prévention des Complications Digestives

📍 Pourquoi ?

☑ **L'alitement prolongé ralentit le transit intestinal**, favorisant la **constipation, l'iléus paralytique et l'occlusion**.

☑ Les opioïdes, la sédation et les troubles neurologiques **aggravent ces risques**.

2.1. Constipation et Occlusion Intestinale

📍 Mécanismes favorisants :

◆ **Hypomobilité intestinale** due à l'alitement et à la baisse du tonus musculaire abdominal.

◆ **Effets secondaires des opioïdes (morphine, tramadol)** → Ralentissement du péristaltisme.

◆ **Déshydratation et alimentation pauvre en fibres**.

◆ **Pathologies neurologiques (AVC, tumeurs cérébrales, lésions médullaires)** impactant le contrôle du transit.

🆘 **Une constipation prolongée (> 72h) peut évoluer vers une occlusion intestinale nécessitant une prise en charge urgente.**

✅ **Mesures préventives :**

◆ **Hydratation adaptée** (1,5-2 L/jour, sauf contre-indication).

◆ **Apport en fibres** suffisant (fruits, légumes, céréales complètes).

◆ **Laxatifs doux préventifs (Lactulose, Macrogol)** dès la prise d'opioïdes.

◆ **Mobilisation et stimulation du péristaltisme** (massages abdominaux, position assise au fauteuil).

◆ **Suppositoires ou lavements si constipation persistante > 3 jours**.

2.2. Iléus Paralytique (Arrêt du Transit Intestinal)

📌 **Facteurs de risque :**

✅ Chirurgie neurochirurgicale avec **anesthésie prolongée**.

✅ **Hypokaliémie** → Baisse du tonus musculaire digestif.

✅ **Hyperhydratation** → Dilution des sécrétions digestives, ralentissement du péristaltisme.

🆘 **Signes d'alerte :**

- **Absence d'émission de gaz ou de selles > 48h**.
- **Ballonnement abdominal douloureux**.
- **Nausées, vomissements alimentaires ou bilieux**.
- **Syndrome sub-occlusif** visible sur ASP (Niveaux Hydro-aériques).

☑ **Mesures préventives et correctives :**

◆ **Correction des troubles hydro-électrolytiques (K+, Na+, Mg2+).**

◆ **Arrêt des médicaments ralentissant le transit** si possible.

◆ **Aspiration nasogastrique si vomissements abondants** (sonde de décharge).

◆ **Reprise alimentaire progressive après iléus** avec **régime léger, riche en fibres solubles.**

2.3. Reflux Gastro-Œsophagien et Pneumopathie d'Inhalation

📌 Pourquoi ?

☑ **L'alitement et l'altération de la conscience** augmentent le risque d'**inhalation gastrique**.

☑ **Les opioïdes et sédatifs** diminuent le tonus du sphincter œsophagien inférieur, favorisant le reflux.

☑ **Mesures préventives :**

◆ **Position semi-assise à 30-45°** après les repas.

◆ **Éviter l'alimentation en décubitus dorsal** chez les patients dysphagiques.

◆ **Évaluation de la déglutition avant reprise alimentaire** (Test de GUSS ou TOAST).

◆ **Épaississants alimentaires si fausses routes**.

◆ **Inhibiteurs de la pompe à protons (IPP : Oméprazole, Pantoprazole)** en prévention du reflux.

📌 Toux après repas, encombrement bronchique ou fièvre inexpliquée → Recherche d'inhalation et adaptation alimentaire.

3. Tableau Récapitulatif des Mesures de Prévention

Complication	Facteurs de risque	Mesures préventives
Escarres	Alitement prolongé, incontinence, dénutrition	Changement de position, matelas anti-escarres, nutrition adaptée
Constipation	Immobilisation, opioïdes, faible hydratation	Hydratation, fibres, laxatifs doux, mobilisation
Iléus paralytique	Chirurgie, troubles électrolytiques	Correction hydro-électrolytique, stimulation du transit
Reflux et inhalation	Alitement, dysphagie, sédation	Position à 30°, évaluation de la déglutition, IPP

4. Conclusion

📌 Une prise en charge préventive rigoureuse permet d'éviter les complications graves liées à l'alitement prolongé.

✅ **Surveillance cutanée et changements de position fréquents** pour prévenir les escarres.

✅ **Optimisation du transit digestif et hydratation** pour éviter la constipation et l'occlusion.

✅ **Positionnement et adaptation de l'alimentation** pour limiter le reflux et les risques d'inhalation.

💡 **Une prise en charge proactive améliore le pronostic et accélère la récupération des patients neurochirurgicaux !** 🚑
💊

📌 *Quiz et questions de révision*

Ce **quiz interactif** vous permettra d'évaluer vos connaissances sur la **prévention des escarres et des complications digestives** en neurochirurgie.

◆ QCM (Questions à Choix Multiples)

📌 *Cochez la ou les bonnes réponses.*

1. Quels sont les principaux facteurs favorisant les escarres chez un patient neurochirurgical alité ?

a) La pression prolongée sur les zones d'appui
b) Une hyperactivité musculaire
c) L'incontinence urinaire ou fécale
d) Une alimentation riche en protéines

2. Quel est le premier signe clinique d'une escarre en formation ?

a) Une plaie ouverte avec suintement
b) Une rougeur persistante qui ne blanchit pas à la pression
c) Une lésion noire et nécrotique
d) Une sensation de démangeaison

3. Quel est le site le plus fréquent d'apparition des escarres chez un patient en décubitus dorsal ?

a) Les genoux
b) Le sacrum
c) Les coudes
d) L'abdomen

4. Quelle mesure est la plus efficace pour prévenir l'apparition des escarres ?

a) Masser vigoureusement les zones à risque
b) Changer régulièrement la position du patient
c) Appliquer systématiquement des crèmes antiseptiques
d) Maintenir le patient en position strictement allongée

5. Quels sont les principaux risques liés à l'alitement prolongé en neurochirurgie ?

a) Thrombose veineuse profonde
b) Atrophie musculaire
c) Hypotension orthostatique
d) Hyperactivité neurologique

6. Quelle mesure est la plus efficace pour prévenir la constipation en post-opératoire ?

a) Diminuer la consommation de fibres alimentaires
b) Augmenter l'hydratation et encourager la mobilisation
c) Administrer systématiquement des AINS
d) Éviter les laxatifs pour ne pas irriter l'intestin

7. Quels sont les signes cliniques évocateurs d'un iléus paralytique ?

a) Absence d'émission de gaz et de selles
b) Ballonnement abdominal douloureux
c) Nausées et vomissements
d) Augmentation des bruits intestinaux

8. Quel médicament est couramment utilisé pour prévenir la constipation induite par les opioïdes ?

a) Paracétamol
b) Lactulose
c) Furosémide
d) Oméprazole

9. Quelle mesure permet de réduire le risque de pneumopathie d'inhalation chez un patient alité ?

a) Maintenir le patient en position semi-assise à 30-45°
b) Encourager une alimentation solide dès la reprise
c) Administrer des inhibiteurs de la pompe à protons systématiquement
d) Éviter l'aspiration des sécrétions

10. Pourquoi les AINS sont-ils généralement contre-indiqués en neurochirurgie ?

a) Ils augmentent le risque d'hémorragie cérébrale
b) Ils ralentissent la cicatrisation des tissus nerveux

c) Ils provoquent des troubles digestifs graves
d) Toutes les réponses ci-dessus

◆ Vrai ou Faux

Indiquez si les affirmations suivantes sont vraies ou fausses.

1. Un érythème persistant qui blanchit à la pression est un signe précoce d'escarre.
2. L'application de crèmes hydratantes aide à prévenir la formation des escarres.
3. Les patients neurochirurgicaux sont à risque élevé de constipation en raison de l'alitement et de la prise d'opioïdes.
4. L'élévation du tronc à 30° est contre-indiquée pour prévenir les escarres.
5. Une alimentation riche en fibres et une bonne hydratation aident à prévenir la constipation.
6. Les patients sous morphine doivent systématiquement recevoir un laxatif en prévention.
7. L'iléus paralytique est une urgence médicale nécessitant parfois une aspiration gastrique.
8. Une mobilisation précoce après une chirurgie cérébrale peut prévenir les complications digestives et thromboemboliques.
9. Le massage des zones à risque d'escarres est recommandé pour éviter la formation de lésions.
10. Un ballonnement abdominal, des nausées et l'absence de selles pendant plus de 48h sont des signes d'occlusion intestinale.

◆ Questions Ouvertes

Répondez en quelques phrases aux questions suivantes.

1. Expliquez pourquoi la prévention des escarres est une priorité chez les patients neurochirurgicaux.
2. Quelles sont les zones anatomiques les plus à risque d'escarres et pourquoi ?
3. Décrivez les **différents stades d'évolution d'une escarre**.
4. Quels soins infirmiers sont essentiels pour prévenir la formation d'escarres ?
5. Pourquoi les patients sous opioïdes doivent-ils recevoir une prévention contre la constipation ?
6. Quels signes permettent de différencier une constipation simple d'un iléus paralytique ?
7. Expliquez le rôle de la **mobilisation précoce** dans la prévention des complications digestives et thromboemboliques.
8. Quels traitements peuvent être proposés en cas de constipation sévère résistante aux mesures habituelles ?
9. Pourquoi les patients neurochirurgicaux sont-ils plus à risque de **reflux gastro-œsophagien** et d'inhalation ?
10. Comment adapter l'alimentation chez un patient ayant des troubles de la déglutition après une chirurgie cérébrale ?

◆ Cas Clinique Interactif

Madame D., 72 ans, est hospitalisée en post-opératoire après une craniotomie pour exérèse tumorale. Elle est alitée depuis 48h et présente une rougeur persistante au niveau du sacrum, une légère distension abdominale et n'a pas émis de selles depuis 3 jours.

Questions

1. Quels sont les principaux risques pour cette patiente en lien avec son immobilisation prolongée ?
2. Quelle est la prise en charge immédiate de la rougeur sacrococcygienne ?

3. Quels examens cliniques ou paracliniques peuvent être réalisés pour explorer ses troubles digestifs ?
4. Quels traitements et mesures pouvez-vous proposer pour améliorer son confort digestif ?
5. Comment adapter la mobilisation et les soins pour prévenir une aggravation des complications ?

◆ Correction et Explications des Réponses

Vous pouvez répondre aux questions et je vous fournirai une correction détaillée avec des explications pour chaque réponse.

Ce **quiz** est conçu pour renforcer vos **connaissances théoriques et votre raisonnement clinique** face aux complications de l'alitement en neurochirurgie.

Prêt(e) à relever le défi ?

Chapitre 5 :

Urgences en neurochirurgie

5.1. Engagement cérébral : signes et prise en charge

- Engagement sous-falcoriel, temporal (uncal) et amygdalien

📌 *L'engagement cérébral est une urgence neurochirurgicale caractérisée par le déplacement anormal d'une structure cérébrale à travers une ouverture anatomique. Ce phénomène entraîne une compression des structures vitales, notamment le tronc cérébral, mettant en jeu le pronostic vital et fonctionnel du patient.*

1. Types d'Engagement Cérébral

Il existe plusieurs types d'engagement cérébral, les plus fréquents étant :

◆ **Engagement sous-falcoriel (cingulaire)** : Déplacement du gyrus cingulaire sous la faux du cerveau.

◆ **Engagement temporal (uncal ou transtentoriel)** : Déplacement du lobe temporal à travers l'incisure tentorielle.

◆ **Engagement amygdalien (ou tonsillaire)** : Descente des amygdales cérébelleuses dans le foramen magnum, comprimant le tronc cérébral.

2. Engagement Sous-Falcoriel (Cingulaire)

📌 Définition et Mécanisme

✅ Déplacement du **gyrus cingulaire** sous la **faux du cerveau**, souvent causé par une lésion expansive unilatérale (hémorragie, tumeur, œdème cérébral).

✅ Peut comprimer l'**artère cérébrale antérieure**, entraînant un déficit moteur des **membres inférieurs**.

📌 Causes fréquentes

◆ **Tumeur cérébrale** (glioblastome, méningiome frontal).

◆ **Hématome sous-dural ou intraparenchymateux frontal**.

◆ Œdème cérébral massif post-AVC ou traumatisme crânien.

📌 Signes Cliniques

✅ Déviation de la ligne médiane au scanner (> 5 mm).

✅ **Déficit moteur unilatéral des membres inférieurs**.

✅ Altération de la vigilance (confusion, somnolence).

✅ Crises épileptiques focales possibles.

📌 Prise en Charge

✅ **Traitement de l'HTIC** :

◆ **Surélévation du tronc à 30°**.

◆ **Sédation (Propofol, Fentanyl)** pour réduire le métabolisme cérébral.

◆ **Hyperosmolarité (Mannitol 20 % ou NaCl hypertonique 3

%).

◆ **Contrôle de la tension artérielle (PAS 120-140 mmHg).**

☑ **Traitement de la cause** :

◆ **Évacuation chirurgicale** si hématome compressif.

◆ **Corticothérapie** en cas de tumeur ou d'œdème cérébral (Dexaméthasone 4 mg IV/6h).

◆ **Drain ventriculaire externe (DVE)** si hydrocéphalie associée.

3. Engagement Temporal (Uncal ou Transtentoriel)

📌 Définition et Mécanisme

☑ Déplacement du **lobe temporal médial (gyrus parahippocampique)** à travers l'**incisure tentorielle**, comprimant :

◆ Le **tronc cérébral** (mésencéphale).

◆ Le **nerf crânien III (oculomoteur)** → Anisocorie et mydriase.

◆ L'**artère cérébrale postérieure** → Ischémie corticale.

📌 Causes fréquentes

◆ Hémorragie cérébrale hémisphérique volumineuse (AVC, traumatisme crânien).

◆ Tumeur temporale expansive.

◆ Œdème cérébral post-ischémique.

📌 Signes Cliniques

✅ **Anisocorie** : mydriase unilatérale aréactive (compression du nerf III).

✅ **Déficit moteur controlatéral** (hémiparésie ou hémiplégie croisée).

✅ **Altération rapide de la conscience** → Progression vers le coma.

✅ **Signes d'HTIC** : céphalées, vomissements en jet, bradycardie.

📌 Prise en Charge

🔲 **Traitement immédiat de l'HTIC** :

◆ **Surélévation du tronc à 30°**.

◆ **Hyperventilation contrôlée** ($PaCO_2$ 30-35 mmHg).

◆ **Bolus de Mannitol 0,5-1 g/kg IV**.

◆ **Sédation profonde et intubation** (si GCS < 8).

✅ **Traitement étiologique** :

◆ **Craniotomie décompressive** si lésion expansive (hématome, tumeur).

◆ **DVE en cas d'hydrocéphalie associée**.

◆ **Contrôle des crises convulsives** (Levetiracetam 500-1000 mg IV).

🔲 **Engagement temporal non traité = progression rapide vers engagement central et décès !**

4. Engagement Amygdalien (Tonsillaire)

📌 Définition et Mécanisme

✅ Descente des **amygdales cérébelleuses** à travers le **foramen magnum**, comprimant le **bulbe rachidien**.

✅ **Atteinte du centre cardiorespiratoire** → Arrêt respiratoire imminent !

📌 Causes fréquentes

◆ **Hydrocéphalie aiguë obstructive (tumeur du 4e ventricule, hémorragie cérébelleuse).**

◆ **AVC cérébelleux massif.**

◆ **Tumeur cérébelleuse ou hématome postérieur.**

📌 Signes Cliniques

✅ **Bradycardie + HTA sévère** (Réflexe de Cushing).

✅ **Troubles respiratoires graves** (bradypnée, apnée).

✅ **Coma brutal**.

✅ **Décérébration (extension tonique des membres).**

📌 Prise en Charge en Urgence

🔲 Réanimation immédiate :

◆ **Intubation et ventilation mécanique obligatoire.**

◆ **Hyperventilation ($PaCO_2$ 28-32 mmHg)** pour réduire la PIC.

◆ **Bolus de Mannitol ou NaCl hypertonique IV**.

✅ **Traitement étiologique rapide :**

◆ **Décompression chirurgicale immédiate** (craniectomie sous-occipitale si hématome postérieur).

◆ **Drain ventriculaire externe (DVE)** si hydrocéphalie obstructive.

📌 L'engagement amygdalien est souvent fatal sans intervention rapide !

5. Tableau Comparatif des Différents Types d'Engagement Cérébral

Type d'Engagement	Structures Comprimées	Signes Cliniques	Prise en Charge
Sous-falcoriel (cingulaire)	Gyrus cingulaire, artère cérébrale antérieure	Déficit moteur des membres inférieurs, trouble de la vigilance	Contrôle de la PIC, évacuation de la lésion causale
Temporal (uncal)	Nerf III, tronc cérébral, artère cérébrale postérieure	Mydriase aréactive, hémiparésie controlatérale, coma	Hyperventilation, Mannitol, chirurgie décompressive
Amygdalien (tonsillaire)	Bulbe rachidien	Bradycardie, troubles respiratoires, coma	Intubation, DVE, craniectomie urgente

6. Conclusion

📌 **L'engagement cérébral est une urgence vitale nécessitant une prise en charge immédiate !**

☑ Surveillance neurologique stricte (GCS, pupilles, motricité).

☑ Traitement rapide de l'HTIC (Mannitol, hyperventilation, sédation).

☑ Imagerie en urgence (scanner cérébral ± IRM).

☑ Intervention neurochirurgicale si nécessaire (craniotomie, DVE).

💡 **Une reconnaissance précoce et une intervention rapide améliorent significativement le pronostic du patient !** 🚑🧠

- ## Conduite à tenir en cas de dégradation neurologique

📌 *La dégradation neurologique est une urgence vitale nécessitant une prise en charge rapide et structurée pour prévenir les lésions cérébrales irréversibles et optimiser le pronostic du patient.*

1. Définition et Contexte

📌 **La dégradation neurologique** correspond à une **altération aiguë de l'état de conscience, de la motricité ou des fonctions vitales,** pouvant être causée par une **augmentation de la pression** intracrânienne (HTIC), un AVC, une hémorragie cérébrale, une crise convulsive prolongée ou un engagement cérébral.

☑ **Patients à risque** :

- **Post-opératoire neurochirurgical** (craniotomie, tumeur cérébrale).
- **AVC ischémique ou hémorragique** en évolution.
- **Traumatisme crânien sévère** avec contusions cérébrales.
- **Hydrocéphalie aiguë** ou complications post-DVP (dérivation ventriculo-péritonéale).
- **Crise d'épilepsie prolongée** ou état de mal épileptique.

⚡ Toute détérioration neurologique brutale est une urgence neurochirurgicale nécessitant une intervention immédiate !

2. Signes d'Alerte d'une Dégradation Neurologique

📌 Surveillance intensive de 5 paramètres essentiels :

1️⃣ État de conscience (Score de Glasgow, GCS)
2️⃣ Réactivité pupillaire (anisocorie, mydriase fixe)
3️⃣ Motricité et sensibilité (hémiplégie, déficit focal)
4️⃣ Signes d'hypertension intracrânienne (HTIC)
5️⃣ Paramètres vitaux (TA, FC, FR, SpO_2, température)

2.1. Altération de la Conscience (Score de Glasgow, GCS)

📌 GCS ≤ 8 → Intubation et prise en charge en réanimation !

✅ **Évolution préoccupante du Glasgow :**

- Diminution ≥ 2 points en quelques heures → Scanner cérébral en urgence !
- Somnolence, confusion, agitation inexpliquée → Surveillance rapprochée !
- Coma (GCS ≤ 8) → Intubation et réanimation neurochirurgicale !

2.2. Anomalies Pupillaires et Engagement Cérébral

Type d'Engagement	Signes Cliniques	Urgence
Sous-falcoriel	Déviation de la ligne médiane, déficit moteur des membres inférieurs	💥 Scanner cérébral urgent, contrôle de la PIC
Temporal (uncal)	Mydriase unilatérale aréactive, hémiplégie controlatérale, coma	💥 Intubation, hyperventilation, neurochirurgie
Amygdalien (tonsillaire)	Bradycardie, troubles respiratoires, décérébration	💥 Intubation immédiate, craniectomie urgente

💥 Mydriase unilatérale fixe = engagement cérébral imminent → scanner en urgence !

2.3. Déficits Neurologiques Focaux (AVC, Hémorragie, Tumeur Compressante)

☑ **Déficit moteur brusque** (hémiplégie, paraplégie, aphasie) → AVC suspecté → Appel au neurologue + thrombolyse possible si délai < 4h30.

☑ **Crises convulsives répétées ou prolongées** (> 5 min) → état de mal épileptique → Benzodiazépines IV (clonazépam, diazépam) et intubation si besoin.

2.4. Signes d'Hypertension Intracrânienne (HTIC) et Engagement Cérébral

📌 **Symptômes évocateurs de l'HTIC :**

☑ **Céphalées diffuses** résistantes aux antalgiques.

☑ **Vomissements en jet** sans nausées.

☑ **Troubles visuels** (flou visuel, œdème papillaire).

☑ **Triade de Cushing (HTIC sévère)** :

- **Bradycardie**.
- **Hypertension artérielle**.
- **Respiration irrégulière ou pauses respiratoires**.

⚠ Tout signe d'HTIC impose un traitement rapide pour éviter un engagement cérébral !

3. Conduite à Tenir en Urgence

📌 **Prise en charge immédiate en 4 étapes :**

1 Évaluation clinique rapide (ABCDE neurologique).

2 Stabilisation hémodynamique et respiratoire.

3 Contrôle de l'HTIC et prévention de l'engagement cérébral.

4 Traitement étiologique spécifique (AVC, hématome, hydrocéphalie).

3.1. Évaluation Initiale (ABCDE Neurologique)

Élément	Surveillance	Conduite à Tenir
A – Airway (Voies Aériennes)	Score de Glasgow, réflexes de déglutition	Intubation si GCS ≤ 8
B – Breathing (Ventilation)	FR, SpO_2, capnographie	Oxygénation, ventilation contrôlée si HTIC sévère
C – Circulation (Hémodynamique)	TA, FC, état de perfusion	Stabilisation volémique (PAS > 100 mmHg)
D – Disability (Neurologie)	Glasgow, pupilles, motricité	Scanner cérébral en urgence
E – Exposure (Étiologie)	Fièvre, céphalées, éruptions cutanées	Suspicion de méningite → Antibiothérapie IV urgente

🔔 Un GCS ≤ 8 nécessite une intubation immédiate et un transfert en réanimation neurochirurgicale !

3.2. Traitement Urgent de l'HTIC et Prévention de l'Engagement

☑ **Surélévation du tronc à 30°**.
☑ **Oxygénation et ventilation contrôlée** (PaCO$_2$ 30-35 mmHg).
☑ **Mannitol 20 % (0,5-1 g/kg IV) ou NaCl hypertonique 3 %**.
☑ **Sédation et analgésie** (Propofol, Midazolam, Fentanyl).
☑ **Contrôle tensionnel** (PAS 120-140 mmHg, Labetalol si HTA).
☑ **Traitement antiépileptique (Levetiracetam 500-1000 mg IV si crises convulsives)**.
☑ **Scanner cérébral en urgence** pour identifier la cause.

▪ **Si engagement cérébral imminent → intervention neurochirurgicale immédiate (craniectomie décompressive, drain ventriculaire externe)**.

4. Traitement Étiologique Selon la Cause

Pathologie	Prise en charge spécifique
AVC ischémique aigu	Thrombolyse IV si < 4h30, thrombectomie si < 6h
AVC hémorragique	Contrôle tensionnel, neurochirurgie si hématome volumineux
Traumatisme crânien sévère	Évacuation d'hématome, décompression crânienne

Hydrocéphalie aiguë	Drain ventriculaire externe (DVE)
Crises convulsives prolongées	Clonazépam 1 mg IV, antiépileptiques, intubation si état de mal
Méningite bactérienne suspectée	Antibiothérapie IV (Ceftriaxone + Vancomycine) et corticoïdes

5. Conclusion

📌 La dégradation neurologique est une urgence absolue nécessitant une réactivité immédiate !

☑ Évaluation rapide (GCS, pupilles, motricité).

☑ Stabilisation respiratoire et hémodynamique.

☑ Contrôle immédiat de l'HTIC et prévention de l'engagement.

☑ Scanner cérébral en urgence pour identifier la cause.

☑ Traitement neurochirurgical adapté si nécessaire.

💡 Chaque minute compte : une prise en charge rapide améliore considérablement le pronostic neurologique ! 🚑🧠

5.2. Crises d'épilepsie en neurochirurgie

- Différenciation entre crises focales et généralisées

📌 *Les crises d'épilepsie sont fréquentes en neurochirurgie et peuvent être causées par une lésion cérébrale, une chirurgie récente, un traumatisme crânien ou une tumeur cérébrale. Une prise en charge rapide est essentielle pour prévenir les complications neurologiques et l'état de mal épileptique.*

1. Définition et Classification des Crises Épileptiques

📌 **Les crises d'épilepsie sont définies comme une activité neuronale anormale, excessive et synchrone, pouvant entraîner des manifestations motrices, sensorielles, autonomiques ou cognitives.**

📌 **Deux grands types de crises :**

◆ **Crises focales** : Départ d'un **foyer cérébral unique**, avec ou sans altération de la conscience.

◆ **Crises généralisées** : Décharge électrique affectant **l'ensemble du cerveau** dès le début.

2. Différenciation entre Crises Focales et Généralisées

📌 **Critères de différenciation :**
- ✅ **Origine cérébrale** (localisée vs diffuse).
- ✅ **Perte de conscience** (présente ou absente).
- ✅ **Signes moteurs et évolution clinique.**

2.1. Crises Focales (Partielles)

📌 Définition

✅ Départ d'un **foyer spécifique dans le cerveau** (ex. cortex frontal, temporal, pariétal).

✅ Peut évoluer en **crise généralisée secondaire** si la décharge s'étend.

📌 Sous-types de crises focales

Type de crise focale	Caractéristiques principales	Signes cliniques
Crise focale sans altération de la conscience (simple partielle)	Le patient reste conscient	Contractions musculaires localisées, paresthésies, hallucinations sensorielles
Crise focale avec altération de la conscience (complexe partielle)	Altération de la conscience sans perte complète	Regard figé, gestes automatiques (mâchonnement, mouvements répétés)
Crise focale secondairement généralisée	Départ focal évoluant vers une crise tonico-clonique bilatérale	Perte de conscience, convulsions généralisées

📌 Signes spécifiques selon la localisation cérébrale

✅ **Lobe frontal** → Mouvements anormaux (marche jacksonienne), déviation oculaire, agitation.

✅ **Lobe temporal** → Aura sensorielle (odeurs, goûts), automatisme gestuel, confusion post-critique.

- ✅ **Lobe pariétal** → Paresthésies, engourdissements.
- ✅ **Lobe occipital** → Hallucinations visuelles, cécité transitoire.

⚠️ Une crise focale qui se généralise doit être prise en charge rapidement pour éviter l'état de mal épileptique !

2.2. Crises Généralisées

📌 Définition

- ✅ Décharge neuronale **diffuse dès le début**, impliquant les **deux hémisphères cérébraux simultanément**.
- ✅ Perte de conscience systématique.

📌 Sous-types de crises généralisées

Type de crise généralisée	Caractéristiques principales	Signes cliniques
Crise tonico-clonique	Crise convulsive majeure avec 2 phases	Phase tonique : Raideur généralisée Phase clonique : Secousses musculaires rythmiques
Crise myoclonique	Secousses musculaires brutales, brèves	Secousses rapides, sans perte de conscience
Absence	Altération brève de la conscience (10-20 sec)	Fixité du regard, pas de mouvements
Crise atonique	Perte soudaine du tonus musculaire	Chute brutale sans convulsions

⚠️ Une crise tonico-clonique prolongée > 5 minutes = état de mal épileptique → **URGENCE VITALE** !

3. Causes des Crises d'Épilepsie en Neurochirurgie

📌 Les crises en contexte neurochirurgical sont souvent symptomatiques et secondaires à une lésion cérébrale.

Étiologie	Mécanisme
Tumeur cérébrale (gliome, méningiome, métastases)	Irritation corticale par effet de masse
AVC ischémique ou hémorragique	Dépolarisation neuronale due à l'ischémie
Traumatisme crânien (hématome sous-dural, contusion cérébrale)	Hyperexcitabilité post-traumatique
Post-opératoire (craniotomie, exérèse tumorale, pose de DVP)	Irritation par la chirurgie, œdème post-opératoire
Encéphalite, méningite	Inflammation des méninges et du parenchyme cérébral
Déséquilibre métabolique (hypoglycémie, hyponatrémie, hypoxie)	Dépolarisation neuronale excessive

🔖 Tout patient neurochirurgical présentant des crises doit être surveillé de près pour éviter une aggravation de son état neurologique.

4. Prise en Charge des Crises Épileptiques en Urgence

📌 **Objectifs :**

☑ Arrêter la crise rapidement.

☑ Prévenir une récidive ou un état de mal épileptique.

☑ Identifier et traiter la cause sous-jacente.

4.1. Conduite Immédiate en Cas de Crise

☑ **Sécurisation du patient :**

◆ **Éloigner tout objet dangereux.**

◆ **Position latérale de sécurité (PLS) après la crise.**

◆ **Surveillance des constantes vitales (TA, FR, SpO$_2$, GCS après la crise).**

☑ **Traitement médicamenteux selon la durée de la crise :**

Durée de la crise	Traitement recommandé
< 5 minutes	Surveillance, pas de traitement immédiat
> 5 minutes (crise	Clonazépam 1 mg IV ou Diazépam 10 mg
État de mal épileptique (> 30	Midazolam IV + Levetiracetam 1000 mg IV + Intubation et réanimation

⚠ Une crise > 5 minutes = intervention médicamenteuse immédiate !

237

4.2. Traitement Préventif des Crises en Neurochirurgie

📌 Les patients post-opératoires ou à risque d'épilepsie nécessitent souvent un traitement préventif.

✅ Antiépileptiques couramment utilisés :

Médicament	Indication	Mode d'administration
Levetiracetam (Keppra®)	Crises focales et généralisées	500-1000 mg IV/PO 2x/j
Valproate de sodium (Depakine®)	Crises généralisées	15 mg/kg/j en 2 prises
Carbamazépine (Tegretol®)	Épilepsie focale	200-400 mg 2x/j
Lacosamide (Vimpat®)	Épilepsie réfractaire	100-200 mg 2x/j

🔹 Traitement préventif indiqué chez :

◆ Patients opérés d'une **tumeur cérébrale** ou d'un **hématome intra-parenchymateux**.

◆ Patients ayant présenté **une crise en post-opératoire**.

5. Conclusion

📌 Les crises d'épilepsie en neurochirurgie nécessitent une évaluation rapide et une prise en charge adaptée pour éviter des complications graves comme l'état de mal épileptique.

☑ **Différencier crises focales et généralisées** permet d'optimiser le traitement.
☑ **Surveillance rigoureuse et traitement antiépileptique adapté** pour éviter les récidives.
☑ **Évaluation étiologique systématique** pour traiter la cause sous-jacente.

💡 **Un patient en crise = une urgence à ne pas sous-estimer !**
🚑🧠

- Prise en charge et prévention des crises

📌 *Les crises d'épilepsie sont fréquentes chez les patients neurochirurgicaux et peuvent résulter d'une lésion cérébrale, d'une intervention chirurgicale, d'un AVC ou d'un traumatisme crânien. Une prise en charge rapide et une prévention efficace permettent de limiter les récidives et d'éviter l'évolution vers un état de mal épileptique.*

1. Objectifs de la Prise en Charge

☑ **Arrêter la crise le plus rapidement possible** pour éviter les lésions cérébrales secondaires.
☑ **Prévenir les complications** (état de mal épileptique, aspiration, traumatisme secondaire).
☑ **Assurer une prise en charge étiologique adaptée** pour

traiter la cause sous-jacente.

✅ **Mettre en place un traitement antiépileptique préventif** si nécessaire.

📌 Une crise prolongée (> 5 minutes) ou répétée = **URGENCE VITALE !**

2. Conduite à Tenir en Cas de Crise Épileptique

📌 **Prise en charge en 3 étapes :**

◆ **Phase aiguë** (pendant la crise) → Sécurisation du patient, arrêt de la crise.

◆ **Phase post-critique** (après la crise) → Surveillance et récupération.

◆ **Traitement étiologique et préventif** → Bilan approfondi et mise en place d'un traitement de fond.

2.1. Prise en Charge Immédiate (Phase Aiguë)

A. Sécurisation du Patient

✅ **Protéger** le patient des blessures (éloigner objets dangereux).

✅ **Ne pas restreindre les mouvements** pour éviter les fractures.

✅ **Ne pas introduire d'objet dans la bouche** (risque de lésion dentaire et d'inhalation).

☑ **Placer le patient en Position Latérale de Sécurité (PLS)** après la crise pour prévenir l'inhalation.

B. Traitement Médicamenteux d'Urgence

📌 **Débuter un traitement si la crise dure > 5 minutes** ou si l'état de mal épileptique est suspecté.

Durée de la crise	Médicament	Dose
< 5 minutes	Surveillance, pas de	-
> 5 minutes (crise	Benzodiazépi	Clonazépam 1 mg
Si la crise persiste (> 10 minutes)	Antiépileptiques IV	Levetiracetam 1000 mg IV ou
État de mal épileptique (> 30 minutes ou crises	Anesthésie et intubation	Propofol IV ou Midazolam IV en

📌 Une crise prolongée = intervention rapide pour éviter les lésions cérébrales !

2.2. Phase Post-Critique (Après la Crise)

📌 Surveillance étroite du patient après la crise pour prévenir les complications.

☑ **Évaluer la récupération neurologique** :

◆ Score de Glasgow, réactivité pupillaire, orientation spatio-temporelle.

◆ Déficit moteur focal éventuel (hémiplégie post-critique = Paralysie de Todd).

✅ **Surveillance des paramètres vitaux** :

◆ SpO$_2$, fréquence respiratoire (risque de détresse respiratoire).

◆ Pression artérielle (HTA possible en post-critique).

✅ **Recherche de complications** :

◆ **Aspiration pulmonaire** → Signes de pneumopathie ? (fièvre, encombrement bronchique).

◆ **Traumatisme secondaire** → Scanner cérébral si chute ou suspicion de lésion intracrânienne.

✅ **Imagerie cérébrale systématique si** :

◆ Première crise d'épilepsie.

◆ Suspicion d'AVC, hémorragie ou tumeur cérébrale.

◆ Dégradation neurologique persistante post-crise.

📌 Toute crise nouvellement apparue doit faire l'objet d'un bilan étiologique approfondi !

3. Traitement Étiologique et Prévention des Récidives

📌 **L'objectif est de traiter la cause sous-jacente et d'instaurer un traitement antiépileptique préventif si nécessaire.**

Étiologie	Prise en charge spécifique
AVC ischémique ou hémorragique	Surveillance neurologique, antiépileptiques si crises récurrentes

Tumeur cérébrale	Chirurgie, corticothérapie (Dexaméthasone), antiépileptiques
Post-opératoire (craniotomie, DVP)	Traitement antiépileptique préventif possible
Traumatisme crânien	Antiépileptiques si lésion cérébrale associée
Encéphalite / Méningite	Antibiothérapie/antiviraux, contrôle de l'inflammation
Déséquilibre électrolytique (hyponatrémie, hypoglycémie)	Correction métabolique urgente

🚨 Une crise en post-opératoire ou après un AVC nécessite une surveillance étroite pour éviter la récidive !

4. Prévention des Crises d'Épilepsie en Neurochirurgie

📌 Certains patients ont un risque élevé de crises après une chirurgie cérébrale ou un AVC.

✅ Traitement antiépileptique préventif recommandé chez :

◆ Patients opérés d'une **tumeur cérébrale** (surtout temporale ou frontale).

◆ Post-AVC hémorragique avec lésion corticale.

◆ Post-traumatisme crânien avec contusion cérébrale.

◆ Patients ayant déjà présenté une crise en post-opératoire.

✅ **Choix des antiépileptiques en prévention** :

Médicament	Indication	Posologie
Levetiracetam (Keppra®)	Prévention post-opératoire et crises focales	500-1000 mg 2x/j
Valproate de sodium (Depakine®)	Crises généralisées	15 mg/kg/j en 2 prises
Carbamazépine (Tegretol®)	Épilepsie focale	200-400 mg 2x/j
Lacosamide (Vimpat®)	Épilepsie réfractaire	100-200 mg 2x/j

⚡ Le traitement doit être adapté en fonction des antécédents, des effets secondaires et de la cause sous-jacente !

5. Surveillance et Éducation du Patient

📌 Objectif : prévenir les récidives et améliorer l'adhésion au traitement.

✅ **Surveillance régulière du traitement** :

◆ Dosage des antiépileptiques si nécessaire.

◆ Ajustement de la posologie en fonction des effets secondaires.

✅ **Éducation du patient et de l'entourage** :

◆ Éviter les **facteurs déclenchants** (manque de sommeil, alcool, stress).

◆ **Respect strict du traitement antiépileptique.**

◆ Reconnaître les **signes précurseurs** d'une crise (aura,

confusion).

◆ Savoir comment **réagir en cas de crise**.

🔦 Un arrêt brutal du traitement peut provoquer un état de mal épileptique → **Sevrage progressif sous surveillance médicale !**

6. Conclusion

📌 **La prise en charge des crises d'épilepsie en neurochirurgie doit être rapide et efficace pour éviter les complications neurologiques graves.**

✅ **Traitement immédiat si crise > 5 min** pour éviter l'état de mal épileptique.
✅ **Bilan étiologique systématique** pour adapter le traitement de fond.
✅ **Prévention des récidives par un traitement antiépileptique adapté.**
✅ **Éducation du patient et surveillance clinique rigoureuse.**

💡 **Un suivi régulier et une prise en charge préventive optimisent la qualité de vie et réduisent le risque de crises futures !** 🚑🧠

📌 *Quiz et questions de révision*

Ce **quiz interactif** vous permettra de tester vos connaissances sur la **prise en charge et la prévention des crises épileptiques en neurochirurgie**.

◆ QCM (Questions à Choix Multiples)

📌 *Cochez la ou les bonnes réponses.*

1. Quelle est la principale différence entre une crise focale et une crise généralisée ?

a) Une crise focale touche un hémisphère cérébral tandis qu'une crise généralisée implique les deux dès le début.
b) Une crise généralisée n'entraîne jamais de perte de conscience.
c) Une crise focale peut évoluer en crise généralisée secondaire.
d) Une crise focale est toujours associée à une anomalie visible à l'IRM.

2. Quelle est la prise en charge immédiate d'un patient en crise épileptique ?

a) Le contenir physiquement pour éviter les mouvements involontaires.
b) Placer un objet entre ses dents pour éviter qu'il se morde.
c) Sécuriser l'environnement et placer le patient en position latérale de sécurité après la crise.
d) Injecter immédiatement du propofol en cas de crise unique de courte durée.

3. Quelle est la première ligne de traitement en cas de crise prolongée (> 5 min) ?

a) Levetiracetam 500 mg IV
b) Clonazépam 1 mg IV
c) Carbamazépine 200 mg PO
d) Oméprazole 20 mg IV

4. Quels sont les signes d'une crise focale temporale ?

a) Automatisme gestuel (mâchonnement, mouvements répétitifs).
b) Déviation conjuguée des yeux vers un côté.
c) Hallucinations olfactives ou auditives.
d) Mydriase bilatérale avec perte de conscience immédiate.

5. Quelle complication majeure peut survenir en cas de crises répétées ou prolongées ?

a) Un état de mal épileptique.
b) Une hémorragie intracrânienne spontanée.
c) Une hypoglycémie sévère.
d) Une paralysie définitive.

6. Quels médicaments sont utilisés pour prévenir les crises épileptiques après une craniotomie ?

a) Levetiracetam
b) Ibuprofène
c) Valproate de sodium
d) Furosémide

7. Quel facteur peut déclencher une crise d'épilepsie chez un patient neurochirurgical ?

a) Le stress et le manque de sommeil.
b) Une hypoxie ou une hypercapnie.
c) Une infection méningée ou encéphalique.
d) Un taux normal de sodium dans le sang.

8. Quel examen est essentiel après une première crise d'épilepsie chez un patient sans antécédent ?

a) Scanner cérébral ou IRM
b) Test de glycémie capillaire uniquement
c) Fibroscopie gastrique
d) Dosage des transaminases

9. Quelles sont les indications d'un traitement antiépileptique prophylactique en neurochirurgie ?

a) Après une chirurgie pour une tumeur cérébrale.
b) En cas de traumatisme crânien sévère avec contusion cérébrale.
c) Après une hydrocéphalie aiguë corrigée sans séquelle.
d) Après un AVC ischémique minime sans atteinte corticale.

10. Quelle attitude adopter face à un état de mal épileptique (> 30 min) ?

a) Administrer un benzodiazépine IV et surveiller l'évolution.
b) Initier une anesthésie avec Propofol et intuber le patient.
c) Attendre 1 heure avant d'intervenir car la crise peut s'arrêter seule.
d) Réaliser immédiatement une ponction lombaire.

◆ Vrai ou Faux

Indiquez si les affirmations suivantes sont vraies ou fausses.

1. Une crise focale simple entraîne une perte de conscience.
2. Une crise généralisée tonico-clonique commence toujours par une phase tonique suivie d'une phase clonique.

3. Le traitement préventif post-craniotomie doit être poursuivi systématiquement à vie.
4. Un patient qui présente une première crise d'épilepsie doit obligatoirement avoir un bilan étiologique.
5. L'état de mal épileptique est une urgence vitale nécessitant une prise en charge immédiate.
6. L'hyponatrémie peut être une cause de crise d'épilepsie.
7. Les benzodiazépines sont le traitement de première intention en cas de crise prolongée.
8. La survenue d'une crise en post-opératoire nécessite toujours un ajustement de la sédation.
9. Le Levetiracetam est un antiépileptique fréquemment utilisé en prévention en neurochirurgie.
10. Les patients épileptiques doivent éviter l'alcool et le manque de sommeil.

◆ Questions Ouvertes

Répondez en quelques phrases aux questions suivantes.

1. Quelle est la principale différence entre une crise focale et une crise généralisée ?
2. Décrivez la conduite à tenir en cas de crise d'épilepsie généralisée en milieu hospitalier.
3. Pourquoi est-il important de traiter rapidement un état de mal épileptique ?
4. Quels sont les signes cliniques permettant de suspecter une crise focale temporale ?
5. Quels examens complémentaires doivent être réalisés après une première crise d'épilepsie ?
6. Pourquoi prescrit-on un traitement antiépileptique préventif après certaines chirurgies cérébrales ?
7. Quelles sont les complications possibles d'une crise d'épilepsie prolongée non traitée ?

8. Comment prévenir les récidives de crises d'épilepsie chez un patient post-opératoire en neurochirurgie ?
9. Quelles sont les précautions à prendre avant d'arrêter un traitement antiépileptique chronique ?
10. Quels sont les facteurs déclenchants des crises d'épilepsie à éviter pour un patient épileptique stabilisé ?

◆ Cas Clinique Interactif

Monsieur T., 58 ans, est hospitalisé en post-opératoire après une exérèse d'un glioblastome frontal gauche. À J+3, l'infirmier observe une secousse musculaire du bras droit évoluant en mouvements toniques et clonique généralisés. La crise dure 4 minutes avant de s'arrêter spontanément.

Questions

1. Quel type de crise épileptique suspectez-vous ?
2. Quelle est la première conduite à tenir pendant la crise ?
3. Quels examens doivent être réalisés après cet épisode ?
4. Faut-il mettre en place un traitement antiépileptique préventif ? Si oui, lequel ?
5. Quels conseils donner au patient pour éviter la récidive des crises ?

◆ Correction et Explications des Réponses

Vous pouvez répondre aux questions et je vous fournirai une correction détaillée avec des explications pour chaque réponse.

Ce **quiz** est conçu pour renforcer vos **connaissances théoriques et votre raisonnement clinique** sur la gestion des crises d'épilepsie en neurochirurgie.

Prêt(e) à relever le défi ? 💡 👧 👦 🔥

Chapitre 6 :

Relation soignant-soigné en neurochirurgie

6.1. Spécificités de la communication avec un patient neurologique

- Troubles de la conscience et altérations du langage

📌 *Les troubles neurologiques peuvent altérer la communication en raison d'un déficit de la conscience, du langage ou des fonctions cognitives. L'infirmier(e) doit adapter son approche pour assurer une prise en charge efficace et maintenir une interaction respectueuse et thérapeutique.*

1. Impact des Troubles Neurologiques sur la Communication

📌 **Les pathologies neurologiques peuvent entraîner :**

✅ **Troubles de la conscience** (coma, confusion, état végétatif, syndrome d'enfermement).

✅ **Altérations du langage** (aphasie, dysarthrie, mutisme).

✅ **Déficits cognitifs** (troubles mnésiques, désorientation, anosognosie).

✅ **Difficultés motrices et sensorielles** impactant l'expression ou la compréhension (hémiplégie, surdité corticale).

2. Communication avec un Patient Présentant un Trouble de la Conscience

📌 Le trouble de la conscience se manifeste par une altération de l'éveil et/ou du contenu de la pensée.

◆ **Échelle de Glasgow (GCS)** → Évalue l'état de conscience (3 à 15 points) :

☑ **Ouverture des yeux** (réponse spontanée ou à un stimulus).

☑ **Réponse verbale** (cohérente, confuse ou absente).

☑ **Réponse motrice** (localisation de la douleur, retrait, rigidité).

◆ **Principaux états altérés de la conscience** :

Trouble de la conscience	Description	Communication adaptée
Coma (GCS ≤ 8)	Absence de réponse aux stimuli, yeux fermés	**Parler au patient même inconscient**, contact tactile doux, intonation apaisante
État végétatif	Éveil sans conscience, mouvements réflexes	Stimulations auditives et visuelles, **interaction régulière**
État de conscience minimale	Réponses fluctuantes, comportements intentionnels limités	Observer les réactions (clignements, regard dirigé), **encourager les réponses**

| Syndrome d'enfermement (Locked-in Syndrome) | Paralysie complète avec conscience intacte | Utilisation du code de clignement, tableau de communication alphabétique |

Ne jamais considérer un patient inconscient comme insensible ! Maintenir une communication verbale et tactile bienveillante.

3. Communication avec un Patient Présentant une Altération du Langage

Les troubles du langage sont fréquents après un AVC, un traumatisme crânien ou une pathologie neurodégénérative.

◆ Types d'altérations du langage :

Type de trouble	Définition	Manifestations	Stratégies de communication
Aphasie de Broca (aphasie motrice)	Difficulté à **produire le langage**	Parole lente, mots isolés, compréhension préservée	**Encourager le patient, utiliser des gestes et images**
Aphasie de Wernicke (aphasie sensorielle)	Difficulté à **comprendre le langage**	Parole fluide mais incohérente, incompréhension des consignes	**Parler lentement, phrases simples, support visuel**
Aphasie globale	Altération sévère du langage oral et écrit	Compréhension et expression très limitées	**Communication non verbale, pictogrammes, patience**

Dysarthrie	Trouble moteur de l'articulation de la parole	Voix faible, débit lent, prononciation difficile	**Parler face au patient, amplifier la voix, écrire si besoin**
Mutisme akinétique	Absence de parole et de mouvement volontaire	Regard fixe, absence de réponse verbale malgré éveil	**Observer les réactions minimes, utiliser des stimuli multisensoriels**

📌 Adapter son langage : phrases courtes, intonation douce, patience. Ne pas parler à la place du patient mais lui laisser le temps de s'exprimer !

4. Stratégies Générales de Communication

📌 Adapter la communication selon les capacités du patient :

✅ **Utiliser un langage clair et simple**, phrases courtes.

✅ **Parler lentement**, articuler distinctement, éviter de crier.

✅ **Favoriser le contact visuel** et se positionner face au patient.

✅ **Utiliser des supports visuels** : pictogrammes, tableau alphabétique, gestes.

✅ **Éviter les questions ouvertes** (privilégier oui/non si le patient a du mal à parler).

✅ **Observer les expressions faciales et le langage corporel** comme indices de compréhension.

✅ **Encourager la participation** et valoriser les efforts du patient.

💡 L'écoute active et l'empathie sont essentielles pour établir une communication efficace et respectueuse !

5. Communication avec la Famille

📌 Le trouble du langage ou de la conscience peut être source d'anxiété pour la famille.

✅ **Expliquer clairement l'état du patient** et les troubles observés.

✅ **Impliquer la famille dans la communication**, leur apprendre à utiliser des outils adaptés.

✅ **Répondre aux inquiétudes** avec bienveillance et pédagogie.

✅ **Encourager l'interaction avec le patient**, même en cas de coma.

❌ Éviter de parler du patient comme s'il n'était pas présent ! Toujours inclure le patient dans la conversation.

6. Conclusion

📌 La communication avec un patient neurologique nécessite une approche adaptée, centrée sur l'écoute, l'observation et l'empathie.

✅ Ne jamais supposer que le patient ne comprend pas.

✅ Utiliser des stratégies alternatives (gestes, images, code de clignement).

✅ Adapter le niveau de langage et respecter le rythme du

patient.

✅ **Impliquer la famille dans la communication.**

💡 Une communication adaptée améliore la qualité des soins et le bien-être du patient ! 👂💬🧠

- Communication avec des patients intubés

📌 *L'intubation trachéale empêche le patient de parler, ce qui peut générer frustration, anxiété et isolement. Une communication adaptée est essentielle pour maintenir une interaction efficace et rassurante.*

1. Défis de la Communication avec un Patient Intubé

📌 **Facteurs limitant la communication :**

✅ **Incapacité à parler** → L'intubation bloque le passage de l'air par les cordes vocales.

✅ **Sédation et altération de la conscience** → Impacte la réactivité du patient.

✅ **Fatigue et inconfort** → Le patient peut être trop épuisé pour s'exprimer.

✅ **Anxiété et frustration** → Incapacité à se faire comprendre.

✅ **Déficits neurologiques associés** → Troubles cognitifs, hémiplégie, aphasie.

🔋 **Un patient intubé reste capable de comprendre et ressentir les émotions : toujours lui parler avec bienveillance !**

2. Stratégies Générales de Communication

📌 **Principes de base pour interagir efficacement :**

☑ **Toujours parler au patient**, même s'il semble inconscient.

☑ **Expliquer chaque geste et soin** avant de les réaliser.

☑ **Éviter les questions ouvertes**, privilégier des questions fermées (oui/non).

☑ **Observer les expressions faciales et les réactions du patient**.

☑ **Être patient et encourager le patient à s'exprimer**.

☑ **Impliquer la famille** pour faciliter la communication.

💡 Même en réanimation, un patient intubé a besoin d'interactions humaines rassurantes.

3. Méthodes Alternatives de Communication

📌 Plusieurs outils et stratégies permettent d'interagir avec un patient intubé :

Méthode	Utilisation	Indications
Code de clignement des yeux	1 clignement = oui, 2 clignements = non	Patients intubés conscients, en Locked-in Syndrome
Tableau de communication (alphabet, pictogrammes)	Le patient désigne les lettres ou images	Patients éveillés avec déficit moteur
Ardoise ou bloc-notes	Écriture manuscrite si possible	Patients capables de tenir un crayon
Tablettes et applications vocales	Génération de phrases écrites ou orales	Patients avec mobilité des mains
Langage corporel et gestuel	Hochement de tête, pression de la main	Patients ayant une motricité résiduelle

Adapter la méthode au niveau cognitif et moteur du patient.

4. Cas Particuliers : Communication avec un Patient Intubé et Altéré Neurologiquement

Situations nécessitant une adaptation spécifique :

Patient intubé et sédaté (GCS ≤ 8)	Réactivité faible	Stimulations auditives et tactiles, parler doucement
Locked-in Syndrome (conscience intacte, paralysie)	Absence de mouvements volontaires sauf yeux	Code de clignement, suivi oculaire
AVC avec aphasie	Trouble du langage	Pictogrammes, gestes, validation par oui/non
Traumatisme crânien sévère	Agitation, confusion	Messages courts, simples, rassurants

🔲 Toujours tester la compréhension avant d'établir un mode de communication.

5. Rôle de l'Infirmier(e) dans la Communication

📌 **L'infirmier(e) joue un rôle clé dans l'interaction avec les patients intubés :**

✅ **Évaluer les capacités du patient** (comprendre, bouger, écrire ?).

✅ **Installer un mode de communication adapté** dès que possible.

✅ **Rassurer et accompagner** pour éviter la frustration.

✅ **Collaborer avec l'équipe** pour faciliter la compréhension des besoins du patient.

✅ **Impliquer la famille** pour améliorer la relation et le bien-être du patient.

💡 **L'empathie et l'adaptation sont essentielles pour humaniser les soins !**

6. Conclusion

📌 **La communication avec un patient intubé doit être systématique et adaptée à ses capacités neurologiques et physiques.**

✅ Maintenir un contact verbal même en cas de sédation.

✅ Utiliser des outils de communication adaptés (pictogrammes, clignements, ardoises).

✅ Éviter l'isolement et la détresse du patient.

✅ Travailler en équipe pour optimiser la prise en charge.

💡 **Un patient intubé comprend et ressent : chaque interaction compte !** 🗣️❤️

6.2. Accompagnement des familles

- Annonce d'un pronostic défavorable

📌 *L'annonce d'un pronostic défavorable en neurochirurgie est une étape délicate qui nécessite empathie, clarté et professionnalisme. L'infirmier(e) joue un rôle clé dans l'accompagnement des familles, en apportant un soutien émotionnel et en facilitant la compréhension de la situation.*

1. Enjeux de l'Annonce d'un Pronostic Défavorable

📌 **Pourquoi cette annonce est-elle un moment critique ?**

✅ **Choc émotionnel majeur** pour la famille.

✅ **Compréhension difficile** des pathologies neurologiques complexes.

✅ **Besoin de clarté** sur l'évolution et les options thérapeutiques.

✅ **Nécessité d'un accompagnement** dans la prise de décision médicale.

💡 Un cadre adapté et une communication bienveillante sont essentiels pour aider les proches à faire face à la situation.

2. Principes Clés de l'Annonce Médicale

📌 L'annonce d'un pronostic défavorable suit des principes éthiques et relationnels fondamentaux.

✅ **Préparer l'annonce**

◆ **Lieu calme et intime** (éviter les couloirs, privilégier une salle dédiée).

◆ **Présence d'un membre de l'équipe soignante** (médecin, infirmier(e)).

◆ **Vérifier que la famille est prête à recevoir les informations.**

☑ **Adopter une communication adaptée**

◆ **Utiliser des termes simples et compréhensibles** (éviter le jargon médical).

◆ **Aller progressivement** en évaluant la réaction des proches.

◆ **Favoriser l'écoute active** (laisser des temps de silence, reformuler si besoin).

◆ **Ne pas donner de faux espoirs**, tout en restant humain.

☑ **Soutenir émotionnellement la famille**

◆ **Reconnaître la douleur et la détresse** (« Je comprends que c'est très difficile à entendre… »).

◆ **Rester disponible pour répondre aux questions.**

◆ **Accompagner les proches dans leurs réactions émotionnelles** (choc, déni, colère, tristesse).

📌 Chaque famille réagit différemment : adapter son discours à leur niveau de compréhension et à leur état émotionnel.

3. Étapes Clés de l'Annonce d'un Pronostic Défavorable

📌 Méthode SPIKES (outil structuré pour l'annonce de mauvaises nouvelles)

Étape	Objectif	Exemple de phrase

S – Setting (Préparer le cadre)	Installer un climat calme et sécurisé	« Nous avons des informations importantes à vous communiquer. Souhaitez-vous être accompagné ? »
P – Perception (Évaluer ce que sait la famille)	Adapter le discours à leur niveau de compréhension	« Que savez-vous de l'état de votre proche ? »
I – Invitation (Évaluer ce que la famille veut savoir)	Respecter le rythme des proches	« Voulez-vous que je vous explique en détail les résultats ? »
K – Knowledge (Annonce des faits médicaux)	Expliquer avec des termes simples, sans faux espoirs	« Son état est très grave et nous pensons qu'il ne pourra pas récupérer. »
E – Emotion (Accueillir les réactions émotionnelles)	Laisser du temps à la famille pour réagir, écouter	« Je comprends que c'est extrêmement difficile. Prenez votre temps. »
S – Strategy (Accompagner et proposer des solutions)	Orienter la famille vers un soutien et les prochaines étapes	« Nous allons vous accompagner et répondre à toutes vos questions. »

▪ Éviter les phrases brutalement définitives (« Il n'y a plus rien à faire ») et privilégier un accompagnement progressif.

4. Accompagnement Psychologique des Familles

📌 L'annonce d'un pronostic sombre entraîne des réactions émotionnelles variées :

✅ **Choc et sidération** → Famille figée, absence de réaction immédiate.

✅ **Déni** → Difficulté à accepter la réalité médicale.

✅ **Colère** → Tension envers l'équipe soignante, sentiment d'injustice.

✅ **Tristesse et angoisse** → Pleurs, questionnements sur l'avenir.

✅ **Culpabilité** → « Si on avait réagi plus tôt… »

💡 L'infirmier(e) doit offrir une écoute bienveillante et un soutien sans jugement.

Stratégies d'accompagnement

◆ Rester disponible pour répondre aux questions à tout moment.

◆ Encourager les familles à verbaliser leurs émotions.

◆ Orienter vers un psychologue hospitalier si besoin.

◆ Faciliter les adieux si la fin de vie est proche (aménagement d'un espace intime, présence familiale).

◆ Accompagner la prise de décision médicale (limitations thérapeutiques, soins palliatifs).

⚠️ Ne jamais minimiser la souffrance des familles, même si elle se manifeste par de l'agressivité ou du déni.

5. Communication en Soins Palliatifs Neurologiques

📌 Si une prise en charge palliative est envisagée, la famille doit être accompagnée dans cette transition.

☑ **Expliquer les soins de confort** (traitement de la douleur, sédation palliative si nécessaire).
☑ **Clarifier la notion d'arrêt des traitements actifs** (limitation des soins invasifs, maintien du bien-être).
☑ **Assurer une continuité de l'accompagnement** (équipe mobile de soins palliatifs, psychologue).
☑ **Encourager la présence des proches** (explication du rôle du toucher, de la parole jusqu'aux derniers instants).

💡 L'approche palliative ne signifie pas un abandon des soins, mais une réorientation vers la qualité de vie du patient et de ses proches.

6. Rôle de l'Infirmier(e) dans l'Accompagnement des Familles

📌 L'infirmier(e) est un soutien essentiel avant, pendant et après l'annonce.

☑ **Créer un climat de confiance avec la famille.**
☑ **Servir de relais entre l'équipe médicale et les proches.**

✅ Assurer une présence rassurante, répondre aux questions.
✅ Observer les signes de détresse psychologique et proposer un accompagnement.
✅ Faciliter la prise de décisions difficiles en expliquant les options médicales.

💡 Un accompagnement humain et bienveillant aide les familles à traverser cette épreuve avec plus de sérénité.

7. Conclusion

📌 L'annonce d'un pronostic défavorable en neurochirurgie est une étape délicate qui nécessite une communication empathique, structurée et adaptée aux besoins de la famille.

✅ Préparer un cadre propice à l'échange.
✅ Adopter un discours clair, honnête et progressif.
✅ Accueillir les émotions sans jugement.
✅ Proposer un accompagnement adapté, notamment en soins palliatifs.
✅ Assurer une présence rassurante et répondre aux besoins des proches.

💡 Une annonce bien accompagnée ne supprime pas la douleur, mais permet aux familles de mieux l'affronter et d'être soutenues dans leur parcours. 🤝🖤

- Soutien psychologique et rôle éducatif de l'infirmier

📌 *En neurochirurgie, les patients et leurs familles traversent souvent des épreuves psychologiques complexes (diagnostic grave, handicap, incertitude sur l'avenir). L'infirmier(e) joue un rôle clé en assurant un soutien émotionnel et une éducation adaptée pour favoriser l'acceptation et l'autonomie.*

1. Soutien Psychologique du Patient et de sa Famille

📌 **Les pathologies neurologiques peuvent provoquer :**

✅ **Un stress intense** lié à la gravité du diagnostic (AVC, tumeur cérébrale, traumatisme crânien).

✅ **Une perte d'autonomie** (paralysie, troubles du langage, douleurs chroniques).

✅ **Une altération de l'image de soi** (cicatrices post-chirurgicales, troubles cognitifs).

✅ **Un sentiment d'isolement** (difficulté à communiquer, peur du rejet).

✅ **Des troubles émotionnels** (anxiété, dépression, irritabilité).

💡 **Un accompagnement personnalisé aide à améliorer la qualité de vie et l'adhésion aux soins.**

1.1. Techniques de Soutien Psychologique

📌 **L'infirmier(e) doit adopter une posture bienveillante et proactive.**

✅ **Créer un climat de confiance** → Se présenter, utiliser le prénom du patient, écouter sans jugement.
✅ **Encourager l'expression des émotions** → « Comment vous sentez-vous aujourd'hui ? »
✅ **Adapter le discours selon l'état du patient** → Expliquer calmement, reformuler si nécessaire.
✅ **Favoriser les interactions sociales** → Encourager la visite des proches, proposer des activités adaptées.
✅ **Orienter vers un psychologue ou une assistante sociale** si besoin.

💡 Ne jamais minimiser les ressentis du patient. Une souffrance psychologique non prise en charge peut ralentir la récupération.

1.2. Rôle de l'Infirmier(e) dans l'Accompagnement des Familles

📌 **La famille est souvent déstabilisée face aux conséquences d'une pathologie neurologique.**

✅ **Informer avec pédagogie** → Expliquer la maladie, le traitement, l'évolution attendue.
✅ **Préparer les proches aux changements** → Expliquer les troubles possibles (aphasie, confusion).

☑ **Encourager un rôle actif des aidants** → Les inclure dans les soins, les former aux gestes essentiels.
☑ **Repérer les signes de détresse psychologique** → Fatigue, anxiété, isolement, troubles du sommeil.
☑ **Orienter vers des ressources adaptées** → Groupes de soutien, associations de patients.

💡 **Un bon accompagnement des familles améliore le bien-être du patient et favorise une prise en charge optimale à domicile.**

2. Rôle Éducatif de l'Infirmier(e) en Neurochirurgie

📌 **L'éducation thérapeutique permet au patient et à sa famille de mieux comprendre la maladie et de devenir acteurs des soins.**

☑ **Explications sur la pathologie et les traitements** (médicaments, rééducation, suivi).
☑ **Prévention des complications** (thrombose, escarres, infections).
☑ **Adaptation aux nouvelles capacités** (réapprentissage des gestes du quotidien).
☑ **Autonomisation progressive** (mobilisation, alimentation, gestion de la douleur).

💡 **Un patient bien informé est plus impliqué dans son traitement et récupère mieux.**

2.1. Exemples d'Éducation Thérapeutique en Neurochirurgie

Thème	Explications données au patient et à la famille
Gestion de la douleur	Explication des antalgiques, techniques
Prévention des complications	Mobilisation précoce, soins des plaies, hydratation
Alimentation adaptée	Conseils en cas de troubles de la déglutition (dysphagie)
Mobilisation et rééducation	Exercices simples à faire au quotidien,
Prise des traitements	Respect des horaires, gestion des effets

💡 L'infirmier(e) doit adapter son discours au niveau de compréhension du patient et de son entourage.

2.2. Soutien dans l'Acceptation d'un Handicap Neurologique

📌 Face à un handicap moteur ou cognitif, l'infirmier(e) doit aider le patient à retrouver un équilibre de vie.

✅ **Encourager la progression sans brusquer** → Fixer des objectifs réalistes.

✅ **Travailler avec l'équipe pluridisciplinaire** → Kinésithérapeute, orthophoniste, ergothérapeute.

✅ **Utiliser des aides techniques** → Fauteuil roulant, aides à la communication.

✅ **Valoriser chaque progrès** → « Aujourd'hui, vous avez réussi à vous asseoir seul, bravo ! »

☑ **Favoriser le maintien de la dignité** → Respecter l'intimité et les choix du patient.

💡 Ne jamais infantiliser un patient : le respect et l'écoute sont primordiaux.

3. Importance du Suivi et de la Continuité des Soins

📌 Le retour à domicile ou en centre de rééducation nécessite une continuité du soutien infirmier.

☑ Préparation du patient et de la famille au retour à domicile.
☑ Planification des soins infirmiers à domicile si nécessaire.
☑ Organisation du suivi médical (neurologue, rééducation, soins palliatifs).
☑ Évaluation régulière de l'état psychologique et physique du patient.

💡 L'accompagnement ne s'arrête pas à l'hôpital : un suivi bien organisé améliore la récupération et l'adaptation à une nouvelle vie.

4. Conclusion

📌 L'infirmier(e) en neurochirurgie joue un rôle clé dans le soutien psychologique et l'éducation thérapeutique du patient et de sa famille.

☑ Écoute et bienveillance pour aider à traverser l'épreuve neurologique.
☑ Éducation et autonomie pour améliorer la prise en charge à long terme.
☑ Collaboration avec l'équipe pluridisciplinaire pour une approche globale.
☑ Suivi personnalisé pour éviter l'isolement et favoriser la réadaptation.

💡 Un patient bien accompagné est un patient qui récupère mieux et qui retrouve une meilleure qualité de vie ! 🤝💚

📌 *Quiz et questions de révision*

Ce **quiz interactif** vous permettra d'évaluer vos connaissances sur le **soutien psychologique et l'éducation thérapeutique des patients et familles en neurochirurgie.**

◆ QCM (Questions à Choix Multiples)

📌 *Cochez la ou les bonnes réponses.*

1. Pourquoi le soutien psychologique est-il essentiel en neurochirurgie ?

a) Parce que les patients sont souvent atteints de troubles neurologiques graves.
b) Parce qu'il favorise l'adhésion aux soins et à la rééducation.
c) Parce qu'il permet de prévenir les complications médicales.

d) Parce que la détresse psychologique peut ralentir la récupération.

2. Quelle attitude adopter face à un patient qui refuse de parler de son état ?

a) Forcer la discussion pour l'aider à exprimer ses émotions.
b) Respecter son silence tout en restant disponible et à l'écoute.
c) Ignorer son comportement et se concentrer uniquement sur les soins techniques.
d) Encourager progressivement l'échange en utilisant des questions ouvertes.

3. Lors de l'annonce d'un pronostic défavorable, l'infirmier(e) doit :

a) Expliquer la situation avec des termes simples et clairs.
b) Éviter de donner trop d'informations pour ne pas inquiéter la famille.
c) Accueillir les émotions des proches avec empathie.
d) Expliquer les options de soins et d'accompagnement disponibles.

4. Quelle technique est la plus adaptée pour communiquer avec un patient intubé mais conscient ?

a) Utiliser un code de clignement des yeux.
b) Parler plus fort pour qu'il comprenne mieux.
c) Lui donner un crayon et du papier même s'il est trop faible pour écrire.
d) Ne pas interagir avec lui, car il ne peut pas répondre oralement.

5. Parmi les phrases suivantes, laquelle est la plus adaptée pour soutenir un patient en détresse psychologique ?

a) « Il faut être fort, vous allez vous en remettre. »
b) « C'est difficile, mais nous sommes là pour vous accompagner. »
c) « Ne vous inquiétez pas, tout ira bien. »
d) « Vous exagérez un peu, d'autres sont dans une situation pire que la vôtre. »

6. Comment l'infirmier(e) peut-il aider un patient atteint d'aphasie de Broca à communiquer ?

a) Parler plus vite pour l'aider à suivre la conversation.
b) Encourager l'utilisation de gestes et de supports visuels.
c) Ne pas insister sur la communication car cela peut le frustrer.
d) Laisser uniquement la famille parler pour lui éviter l'effort de s'exprimer.

7. Quel est le rôle éducatif principal de l'infirmier(e) auprès d'un patient ayant subi un AVC ?

a) Expliquer comment éviter un nouvel AVC (hygiène de vie, médicaments).
b) Encourager une reprise rapide de toutes les activités sans précaution.
c) Limiter les informations médicales pour ne pas l'angoisser.
d) Lui conseiller de rester au lit pour éviter de nouvelles complications.

8. Quelle approche est la plus efficace pour aider une famille en détresse face à un proche en soins palliatifs ?

a) Leur dire qu'il ne faut pas pleurer et qu'il faut rester positif.
b) Leur proposer un accompagnement psychologique et leur donner des explications claires.
c) Éviter de trop leur parler pour ne pas les angoisser davantage.
d) Leur demander de ne pas déranger l'équipe médicale avec trop de questions.

9. Quelles stratégies peuvent aider un patient en situation de handicap neurologique à retrouver une autonomie ?

a) Encourager la rééducation et les exercices adaptés.
b) L'aider progressivement à utiliser des aides techniques (fauteuil, orthophonie).
c) Éviter de lui parler de son état pour ne pas le démoraliser.
d) Favoriser les petites victoires et valoriser chaque progrès.

10. Quel est le rôle de l'infirmier(e) dans la prise en charge psychologique d'un patient ?

a) Apporter une écoute active et un soutien adapté à ses besoins.
b) Limiter les interactions émotionnelles pour rester neutre et professionnel.
c) Encourager le patient à verbaliser ses émotions et ses peurs.
d) Expliquer la maladie et les soins pour rassurer le patient et sa famille.

◆ Vrai ou Faux

Indiquez si les affirmations suivantes sont vraies ou fausses.

1. Un patient atteint de troubles neurologiques a souvent des difficultés à exprimer ses émotions.
2. L'infirmier(e) doit éviter d'aborder les sujets émotionnels avec la famille pour ne pas aggraver leur détresse.
3. Un patient en soins palliatifs neurologiques doit être informé de son état et de ses options de prise en charge.
4. L'utilisation de supports visuels et de pictogrammes peut faciliter la communication avec un patient aphasique.
5. Un accompagnement psychologique précoce peut améliorer la récupération après un traumatisme crânien.
6. Les familles doivent être exclues des décisions médicales pour éviter de les surcharger émotionnellement.
7. Encourager un patient après un AVC à faire des exercices de rééducation est essentiel pour sa récupération.
8. La communication non verbale (contact visuel, gestes) est utile avec un patient ayant des troubles du langage.
9. Un infirmier(e) peut orienter un patient vers un psychologue si nécessaire.
10. Le soutien psychologique en neurochirurgie concerne uniquement les patients et non leurs familles.

◆ Questions Ouvertes

Répondez en quelques phrases aux questions suivantes.

1. Pourquoi le soutien psychologique est-il essentiel en neurochirurgie ?
2. Comment aider un patient intubé à communiquer efficacement ?
3. Quelles sont les principales stratégies pour accompagner une famille en détresse face à une pathologie neurologique grave ?
4. Comment adapter l'éducation thérapeutique à un patient présentant des troubles cognitifs après un AVC ?
5. Quels outils de communication peut-on utiliser pour interagir avec un patient aphasique ?
6. Pourquoi est-il important d'intégrer la famille dans la prise en charge d'un patient neurologique ?
7. Comment expliquer de manière simple et claire une maladie neurologique à un patient et à sa famille ?
8. Quelles sont les étapes essentielles pour annoncer un pronostic défavorable à une famille ?
9. Comment encourager un patient neurologique à retrouver une autonomie dans les gestes du quotidien ?
10. Quel est l'impact de l'écoute active dans la relation soignant-soigné en neurochirurgie ?

◆ Cas Clinique Interactif

Madame L., 62 ans, est hospitalisée après un AVC ischémique ayant entraîné une aphasie de Broca et une hémiparésie droite. Elle montre des signes de frustration lorsqu'elle tente de s'exprimer et semble anxieuse. Sa fille est inquiète et demande comment elle pourra communiquer avec sa mère à domicile.

Questions

1. Quels outils de communication pouvez-vous mettre en place pour aider Madame L. ?

2. Comment rassurer et accompagner sa fille dans cette situation ?
3. Quelles informations essentielles donner sur la rééducation et les progrès possibles ?
4. Quel est le rôle de l'infirmier(e) dans la prise en charge psychologique de Madame L. et de sa famille ?
5. Comment encourager Madame L. à exprimer ses besoins malgré son aphasie ?

📌 **Correction et Explications des Réponses sur Demande !**

Ce **quiz** est conçu pour renforcer vos **connaissances théoriques et pratiques** sur le **soutien psychologique et l'éducation thérapeutique en neurochirurgie**.

Prêt(e) à relever le défi ? 💡 👩‍⚕️ 👨‍⚕️ 🔥

Chapitre 7 :

Éthique et responsabilités en soins infirmiers neurochirurgicaux

7.1. Questions éthiques et décisions de fin de vie

- Réanimation et limitation thérapeutique

📌 *La prise en charge des patients en état neurologique grave soulève des enjeux éthiques complexes, notamment en matière de réanimation et de limitation thérapeutique. L'infirmier(e) joue un rôle clé dans l'accompagnement du patient, de la famille et dans l'application des décisions médicales.*

1. Réanimation et Limitation Thérapeutique : Définitions et Enjeux

📌 **Réanimation :** Ensemble des techniques visant à restaurer ou à maintenir les fonctions vitales (ventilation mécanique, support hémodynamique, réanimation cérébrale).

📌 **Limitation ou arrêt des thérapeutiques actives (LATA) :** Décision médicale de ne pas instaurer ou de suspendre des traitements jugés disproportionnés ou inutiles dans un contexte de pronostic très sombre.

✅ **Objectifs éthiques :**

◆ Respecter l'**autonomie du patient** et sa volonté.

◆ Éviter l'**obstination déraisonnable** (acharnement thérapeutique).

◆ Assurer une **fin de vie digne**, avec des soins palliatifs adaptés.

◆ Soutenir la famille dans le processus de décision et d'acceptation.

La décision de limiter ou d'arrêter un traitement ne signifie pas un abandon des soins, mais un recentrage sur le confort et la dignité du patient.

2. Principes Éthiques en Fin de Vie

La réflexion sur la limitation thérapeutique repose sur 4 principes fondamentaux :

Princip	Définition	Application en neurochirurgie
Autono	Respect des	Directives anticipées, expression de
Bienfai	Agir pour le bien	Assurer un confort maximal, éviter
Non-malfais	Ne pas infliger de souffrances	Éviter l'acharnement thérapeutique
Justice	Répartition équitable des	Prise en compte des ressources disponibles et du bénéfice

En cas d'incapacité du patient à s'exprimer, les décisions sont prises collégialement avec l'équipe médicale et les proches.

3. Indications de Limitation ou d'Arrêt des Soins en Neurochirurgie

📌 **Quand envisager une limitation thérapeutique ?**

✅ **Pathologies neurochirurgicales graves avec pronostic très défavorable :**

◆ Hémorragie cérébrale massive avec engagement cérébral irréversible.

◆ AVC ischémique étendu avec absence de récupération possible.

◆ Traumatisme crânien sévère avec lésions diffuses et absence de réactivité.

◆ État végétatif prolongé sans espoir de retour à la conscience.

◆ Maladie neurodégénérative avancée avec dépendance totale et souffrance majeure.

✅ **Critères cliniques et biologiques orientant vers une limitation des soins :**

◆ Score de Glasgow ≤ 5 sans amélioration après plusieurs jours.

◆ Absence de réactivité aux stimuli douloureux.

◆ Mydriase bilatérale aréactive (signant une souffrance cérébrale grave).

◆ Électroencéphalogramme plat ou activité cérébrale minimale.

📋 **Chaque cas est évalué individuellement avec une approche collégiale et éthique.**

4. Processus de Décision en Fin de Vie

📌 **La limitation ou l'arrêt des soins est une décision médicale, prise selon une démarche éthique rigoureuse.**

☑ **1. Évaluation médicale**

◆ Analyse du pronostic par l'équipe neurochirurgicale et réanimatoire.

◆ Concertation avec les spécialistes concernés (neurologues, éthiciens, soins palliatifs).

☑ **2. Discussion collégiale**

◆ Réunion de l'équipe médicale pour débattre du bénéfice/risque des soins en cours.

◆ Prise en compte des **directives anticipées du patient**, si elles existent.

◆ Consultation de la **personne de confiance** désignée par le patient.

☑ **3. Annonce et accompagnement de la famille**

◆ Explication progressive de la situation médicale et des options thérapeutiques.

◆ Écoute des interrogations et du ressenti des proches.

◆ Soutien psychologique par l'équipe soignante et les psychologues.

☑ **4. Mise en œuvre des soins de fin de vie**

◆ Arrêt progressif des traitements jugés inutiles ou disproportionnés.

◆ Introduction d'un traitement palliatif adapté (antalgiques, sédation si besoin).

◆ Maintien du confort du patient et accompagnement familial.

Les décisions de fin de vie doivent être documentées dans le dossier médical avec traçabilité des discussions et des choix thérapeutiques.

5. Rôle de l'Infirmier(e) dans les Décisions de Fin de Vie

L'infirmier(e) est un acteur central dans l'accompagnement du patient et de sa famille.

Rôle d'écoute et de soutien émotionnel :

◆ Être disponible pour répondre aux questions des proches.

◆ Repérer et prendre en charge la détresse psychologique des familles.

◆ Orienter vers une prise en charge en soins palliatifs si nécessaire.

Rôle éducatif auprès des familles :

◆ Expliquer les soins de confort et leur objectif.

◆ Clarifier la différence entre arrêt de traitement actif et accompagnement palliatif.

◆ Déconstruire les peurs et idées reçues sur la fin de vie.

Rôle de coordination avec l'équipe médicale :

◆ Relayer les besoins et attentes des familles auprès du

médecin.
- ◆ Veiller au respect des protocoles de sédation et d'analgésie.
- ◆ S'assurer du bien-être du patient jusqu'aux derniers instants.

📌 L'accompagnement ne s'arrête pas au décès : le soutien des familles après la perte d'un proche est aussi une mission essentielle.

6. Questions Éthiques Fréquentes en Réanimation Neurochirurgicale

Question éthique	Réflexion et réponse adaptée
Jusqu'où aller en réanimation d'un patient en coma profond ?	Privilégier une approche individualisée, évaluer l'espoir de récupération neurologique.
Comment annoncer une décision de limitation des soins aux proches ?	Avec empathie, honnêteté et progressivité, en répondant aux interrogations.
Faut-il arrêter l'alimentation et l'hydratation en fin de vie ?	En fonction du confort du patient, privilégier les soins palliatifs adaptés.
L'euthanasie est-elle une option en neurochirurgie ?	En France, l'euthanasie est interdite, mais la sédation profonde et continue est possible dans certaines situations.
Comment gérer les conflits familiaux face à une décision médicale difficile ?	Faciliter le dialogue, expliquer les enjeux médicaux, proposer une médiation si nécessaire.

7. Conclusion

📌 Les décisions de fin de vie en neurochirurgie nécessitent une approche éthique, humaine et concertée.

✅ Évaluer chaque situation avec rigueur et respect.

✅ Impliquer le patient et ses proches autant que possible.

✅ Maintenir une prise en charge centrée sur le confort et la dignité.

✅ Soutenir les familles dans ce moment difficile.

💡 En neurochirurgie, chaque décision est un équilibre entre science, humanité et éthique. 🤝♥️

- Directives anticipées et rôle infirmier

📌 *Les directives anticipées permettent aux patients d'exprimer leurs volontés concernant leur fin de vie en cas d'incapacité à s'exprimer. L'infirmier(e) joue un rôle clé dans leur information, leur respect et leur application.*

1. Définition des Directives Anticipées (DA)

📌 Les directives anticipées sont un document écrit par lequel une personne majeure exprime ses souhaits concernant sa fin de vie, notamment sur les traitements qu'elle accepterait ou refuserait si elle devenait incapable de s'exprimer.

✅ **Cadre légal en France (Loi Claeys-Leonetti de 2016) :**
- Applicables à toute personne majeure, valide ou malade.
- Peuvent être rédigées à tout moment et modifiées ou annulées.
- Doivent être prises en compte par l'équipe soignante.
- **Opposables au médecin**, sauf si manifestement inappropriées ou non conformes à la situation médicale.

💡 Les DA permettent de garantir le respect des volontés du patient et d'éviter l'acharnement thérapeutique.

2. Contenu des Directives Anticipées

📌 **Les DA peuvent inclure :**

✅ **Le souhait d'être maintenu en vie ou non** en cas d'état végétatif chronique ou de coma irréversible.

✅ **L'acceptation ou le refus des traitements lourds** (réanimation, ventilation mécanique, alimentation artificielle).

✅ **Les souhaits en matière de sédation palliative** (analgésie, soins de confort).

✅ **La désignation d'une personne de confiance** pour prendre des décisions en cas d'incapacité à le faire soi-même.

⚠️ Les DA ne permettent pas de demander une euthanasie, qui reste illégale en France.

3. Qui Peut Rédiger des Directives Anticipées ?

📌 Toute personne majeure capable de discernement peut rédiger ses DA, qu'elle soit en bonne santé ou malade.

✅ **Comment rédiger des DA ?**

◆ Sur papier libre ou via un formulaire officiel (disponible auprès des établissements de santé, médecins, sites gouvernementaux).

◆ Signées et datées par la personne concernée.

◆ Confiées à un proche, un médecin traitant ou enregistrées dans le dossier médical partagé (DMP).

✅ **Validité et révision des DA**

◆ Valables **sans limite de durée**.

◆ Modifiables ou annulables **à tout moment** par l'auteur.

💡 Encourager les patients à informer leurs proches et leur médecin de l'existence de leurs DA.

4. Rôle de l'Infirmier(e) dans les Directives Anticipées

📌 L'infirmier(e) a un rôle essentiel dans l'information, le respect et l'application des DA.

☑ **Informer le patient sur ses droits :**

◆ Expliquer l'intérêt des DA et leur impact.

◆ Répondre aux questions sur les soins palliatifs et la fin de vie.

◆ Encourager la discussion avec la famille et l'équipe médicale.

☑ **Aider à la rédaction et à la réflexion :**

◆ Fournir le formulaire officiel et expliquer comment rédiger ses DA.

◆ Aider le patient à exprimer ses volontés de manière claire et précise.

◆ Vérifier que le patient a bien compris les implications de ses choix.

☑ **Veiller au respect des DA :**

◆ Consulter les DA dans le dossier médical en cas de décision de fin de vie.

◆ Relayer l'information auprès de l'équipe médicale.

◆ Soutenir la famille et clarifier les décisions prises.

📌 **Si un patient en fin de vie n'a pas rédigé de DA, l'infirmier(e) peut encourager la désignation d'une personne de confiance.**

5. Lien entre Directives Anticipées et Soins Palliatifs

📌 **Les DA sont particulièrement importantes pour définir les soins palliatifs souhaités.**

✅ **Prise en charge adaptée selon les DA :**

◆ Limitation ou arrêt des traitements agressifs (ventilation, réanimation).

◆ Administration d'antalgiques et de sédation palliative.

◆ Accompagnement psychologique et maintien du confort.

✅ **Rôle de l'infirmier(e) en soins palliatifs :**

◆ Assurer une prise en charge conforme aux volontés du patient.

◆ Prévenir la douleur et l'inconfort.

◆ Accompagner la famille dans l'acceptation et l'anticipation du décès.

💡 Les DA aident à éviter l'acharnement thérapeutique et garantissent une fin de vie digne.

6. Que Faire en Cas de Conflit entre la Famille et les DA ?

📌 Il peut arriver que la famille refuse l'application des DA, notamment en cas de refus de réanimation ou d'arrêt des traitements.

✅ **Démarches à suivre :**

◆ Vérifier que les DA sont bien enregistrées et valides.

◆ Expliquer à la famille que les DA sont opposables et doivent être respectées.

◆ Organiser une réunion avec l'équipe médicale pour répondre aux interrogations.

◆ Faire appel à un éthicien ou au comité d'éthique hospitalier si nécessaire.

🔲 Le médecin peut refuser d'appliquer des DA s'il juge qu'elles sont inappropriées à la situation médicale.

7. Questions Éthiques Autour des Directives Anticipées

📌 Quelques dilemmes éthiques courants :

Situation	Problématique	Rôle de
Patient inconscient sans DA	Comment respecter sa volonté ?	Encourager la famille à désigner
Famille en désaccord avec les DA	Priorité à la volonté du patient	Soutenir la famille et clarifier les enjeux
Refus de réanimation dans les	Peut-on aller contre les DA ?	Respect des décisions médicales
Absence d'information sur les	Peut-on limiter les soins sans preuve	Vérifier avec les proches ou le

🔲 Les DA doivent être accessibles dans le dossier médical pour éviter toute ambiguïté en cas d'urgence.

8. Conclusion

📌 Les directives anticipées sont un outil essentiel pour respecter la volonté du patient en fin de vie.

☑ Informer et sensibiliser les patients et leurs familles.

☑ Encourager leur rédaction pour éviter les décisions médicales complexes en urgence.

☑ S'assurer de leur prise en compte dans la prise en charge.

☑ Accompagner le patient et les proches dans ces choix difficiles.

💡 Un patient bien informé est un patient dont la dignité est préservée jusqu'au bout. 🤝💙

7.2. Responsabilité légale de l'infirmier

- Notions de traçabilité et secret médical

📌 *L'infirmier(e) a une responsabilité légale et déontologique dans la prise en charge des patients. La traçabilité des soins et le respect du secret médical sont des obligations essentielles pour garantir la sécurité des patients et la conformité aux lois en vigueur.*

1. Responsabilité Légale de l'Infirmier(e)

📌 **L'infirmier(e) est responsable de ses actes professionnels sur les plans :**

✅ **Civil** → Dommages causés au patient (erreur, négligence).

✅ **Pénal** → Infraction aux lois (mise en danger, non-assistance à personne en danger).

✅ **Disciplinaire** → Sanctions du Code de la Santé Publique et du Code de Déontologie.

💡 Un soin mal exécuté, une erreur de médication ou une atteinte au secret médical peuvent engager la responsabilité de l'infirmier(e).

1.1. Responsabilité Civile

📌 **L'infirmier(e) est responsable des dommages causés à un patient dans le cadre de ses soins.**

✅ **Cas engageant la responsabilité civile :**

◆ Erreur de dosage ou d'administration d'un médicament.

◆ Infection nosocomiale liée à un défaut d'asepsie.

◆ Chute d'un patient non sécurisé.

✅ **Conséquences :**

◆ Obligation de réparation du dommage.

◆ Indemnisation du patient ou de sa famille.

▪ **L'assurance en responsabilité civile professionnelle est obligatoire pour les infirmiers.**

1.2. Responsabilité Pénale

📌 **L'infirmier(e) peut être poursuivi(e) en justice en cas de faute grave.**

✅ **Infractions pénales possibles :**
◆ Non-assistance à personne en danger (ex. refus de soins en urgence).
◆ Violation du secret médical.
◆ Mauvais traitements ou négligences volontaires.

▪ **Une faute pénale peut entraîner des sanctions allant de l'amende à l'interdiction d'exercer, voire une peine de prison.**

1.3. Responsabilité Disciplinaire

📌 **Les infirmiers sont soumis aux règles du Code de la Santé Publique et du Code de Déontologie.**

✅ **Sanctions disciplinaires possibles :**
◆ Avertissement ou blâme.
◆ Suspension temporaire du droit d'exercer.
◆ Radiation définitive de l'Ordre des Infirmiers.

💡 **Respecter la législation permet d'éviter des sanctions et garantit des soins de qualité.**

2. Notion de Traçabilité des Soins

📌 La traçabilité consiste à enregistrer et documenter les actes infirmiers pour assurer la sécurité des patients et permettre une continuité des soins.

✅ **Objectifs de la traçabilité :**

- Assurer une transmission fiable des informations.
- Justifier les actes réalisés.
- Permettre une analyse en cas de litige ou d'erreur.
- Respecter les obligations légales.

💡 « Pas écrit, pas fait » → En cas de problème, un soin non tracé est juridiquement considéré comme non réalisé.

2.1. Que doit-on tracer ?

📌 Tout acte infirmier doit être documenté avec précision.

Élément à tracer	Exemples
Soins réalisés	Pose de sonde, pansements, injections
Évaluation clinique	Douleur, conscience, signes vitaux
Traitements administrés	Heure, dose, voie d'administration
Événements indésirables	Chutes, réactions allergiques, incidents médicamenteux

| Éducation thérapeutique | Explications données au patient, conseils |

🔹 La traçabilité se fait via le dossier de soins infirmiers, informatisé ou papier.

2.2. Règles de Bonne Pratique de la Traçabilité

📌 **Une traçabilité efficace repose sur des principes clés :**

☑ **Écriture claire et lisible** → Éviter les abréviations complexes.

☑ **Données objectives et factuelles** → Décrire précisément sans interprétation personnelle.

☑ **Respect des délais d'enregistrement** → Tracer les soins immédiatement après réalisation.

☑ **Correction des erreurs** → Ne jamais effacer une donnée (barrer et corriger).

☑ **Identification** → Signature et tampon obligatoires.

🔹 **Toute falsification ou omission volontaire expose à des poursuites.**

3. Secret Médical et Confidentialité

📌 **Le secret médical est une obligation légale et déontologique imposant à l'infirmier(e) de ne pas divulguer les informations relatives au patient.**

✅ **Cadre légal :**
- Article L.1110-4 du Code de la Santé Publique.
- Protège les données médicales, l'état de santé, le traitement et la vie privée du patient.

💡 Le secret médical s'applique même après le décès du patient.

3.1. Qui est Autorisé à Recevoir des Informations Médicales ?

📌 **Le secret médical ne peut être levé que dans certains cas précis.**

Personnes autorisées	Détails
Le patient lui-même	Droit d'accès à son dossier médical
L'équipe soignante	Partage limité aux informations nécessaires aux soins
La famille	Seulement avec l'accord du patient (sauf cas d'incapacité)

Le médecin traitant	Si le patient en fait la demande
La justice	Réquisition judiciaire pour enquête

🔋 Ne jamais divulguer des informations à un tiers non autorisé (y compris au téléphone).

3.2. Cas Particuliers : Levée du Secret Médical

📌 Dans certaines situations, l'infirmier(e) peut être amené(e) à transmettre des informations médicales.

✅ Situations justifiant une levée du secret :

◆ **Danger imminent pour la personne** (suicide, violences).

◆ **Signalement d'un enfant ou d'un adulte en danger** (maltraitance, violences conjugales).

◆ **Obligation légale** (déclaration de certaines maladies infectieuses).

🔋 Toute levée du secret doit être justifiée et documentée dans le dossier médical.

4. Rôle de l'Infirmier(e) dans la Prévention des Risques Légaux

📌 L'infirmier(e) doit respecter des bonnes pratiques pour éviter les litiges et garantir des soins sécurisés.

☑ Respect des protocoles et recommandations médicales.

☑ Traçabilité rigoureuse des soins et des décisions.

☑ Discrétion et vigilance face aux risques de violation du secret médical.

☑ Formation continue sur les aspects légaux et éthiques de la profession.

☑ S'assurer de l'accord du patient avant de partager une information médicale.

💡 L'application stricte de ces principes protège l'infirmier(e) et garantit une prise en charge de qualité.

5. Conclusion

📌 L'infirmier(e) est un professionnel de santé soumis à des responsabilités légales importantes.

☑ Traçabilité rigoureuse des soins pour garantir la sécurité du patient et des soignants.

☑ Respect absolu du secret médical, sauf situations exceptionnelles.

✅ **Veille permanente sur l'application des bonnes pratiques professionnelles.**

✅ **Formation continue pour prévenir les erreurs et assurer une prise en charge optimale.**

💡 **Un infirmier(e) bien informé(e) est un professionnel protégé et un garant de soins de qualité !** 📖

- Signalement des évènements indésirables

📌 *La sécurité des soins est une priorité en milieu hospitalier. Le signalement des évènements indésirables permet de prévenir les erreurs, d'améliorer la qualité des soins et de renforcer la sécurité des patients.*

1. Définition d'un Événement Indésirable (EI)

📌 **Un événement indésirable (EI) est tout incident ou situation ayant ou pouvant avoir un impact négatif sur la santé du patient, lié aux soins ou à l'organisation hospitalière.**

✅ **Types d'événements indésirables :**

🔹 **Événement indésirable grave (EIG)** → Entraîne un préjudice important pour le patient (ex : décès, handicap).

🔹 **Événement indésirable non grave** → Impact limité mais nécessitant une correction.

◆ **Événement porteur de risque (EPR)** → Incident sans conséquence mais révélant une faille dans le système de soins.
◆ **Effet indésirable médicamenteux (EIM)** → Réaction nocive à un médicament.
◆ **Infections associées aux soins (IAS)** → Infections contractées lors de l'hospitalisation.

📌 Tout événement indésirable doit être signalé pour améliorer la prise en charge des patients et prévenir les récidives.

2. Exemples d'Événements Indésirables en Neurochirurgie

📌 En neurochirurgie, les événements indésirables peuvent être liés aux soins post-opératoires, aux traitements ou aux dispositifs médicaux.

Type d'événement	Exemple	Conséquences possibles
Erreur médicamenteuse	Surdosage d'un antiépileptique	Somnolence, arrêt respiratoire
Chute du patient	Patient confus après une craniotomie	Hématome sous-dural, fracture
Erreur de voie veineuse	Administration d'un médicament IV en SC	Nécrose tissulaire

Retard de prise en charge	Surveillance neurologique insuffisante après un AVC	Détérioration irréversible
Dysfonctionnement d'un drain ventriculaire externe (DVE)	Obstruction du drain non détectée	Hydrocéphalie aiguë, engagement cérébral

▣ Une réaction rapide et un signalement immédiat permettent d'éviter des complications graves.

3. Procédure de Signalement d'un Événement Indésirable

📌 **Le signalement d'un EI suit plusieurs étapes pour garantir une gestion efficace et une amélioration des pratiques.**

☑ **1. Identification de l'événement**

◆ Observer et analyser la situation.

◆ Vérifier l'impact sur le patient.

☑ **2. Prise en charge immédiate**

◆ Sécuriser le patient et corriger l'erreur si possible.

◆ Informer le médecin et l'équipe soignante.

☑ **3. Traçabilité et déclaration**

◆ Noter l'incident dans le dossier patient sans jugement personnel.

◆ Remplir un **fiche de signalement** interne (logiciel de gestion des risques, déclaration manuscrite).

✅ 4. Analyse de l'événement

◆ Réunion avec la cellule qualité et gestion des risques.

◆ Recherche des causes (facteurs humains, organisationnels, techniques).

✅ 5. Mise en place d'actions correctives

◆ Amélioration des protocoles de soins.

◆ Formation du personnel si nécessaire.

◆ Vérification des dispositifs médicaux concernés.

💡 **L'objectif du signalement n'est pas de punir, mais d'améliorer la sécurité des soins !**

4. Qui Doit Signaler un Événement Indésirable ?

📌 **Tous les professionnels de santé sont responsables du signalement des incidents.**

✅ **Infirmiers(ères)** → Surveillance des patients, administration des soins.

✅ **Médecins** → Prise en charge diagnostique et thérapeutique.

✅ **Aides-soignants(es)** → Alerte en cas d'anomalie observée.

✅ **Personnel technique** → Vérification du matériel médical.

🔋 Un EI non signalé peut se reproduire et mettre en danger d'autres patients !

5. Notion de Non-Punition et Culture de la Sécurité

📌 Le signalement d'un EI n'a pas pour but de sanctionner un soignant, mais d'identifier les failles du système.

✅ **Erreurs liées à l'organisation du travail :**

◆ Mauvaise communication entre les équipes.

◆ Fatigue et surcharge de travail.

◆ Défaut de formation sur un matériel ou un médicament.

✅ **Approche systémique de l'erreur :**

◆ **Éviter la culpabilisation individuelle.**

◆ **Analyser les causes profondes** (facteurs humains, matériels, organisationnels).

◆ **Mettre en place des actions préventives.**

💡 Un professionnel qui signale une erreur contribue à l'amélioration des soins et à la prévention des accidents médicaux.

6. Réglementation et Obligation de Signalement

📌 Le signalement des EI est encadré par la loi et les recommandations des autorités de santé.

✅ **Cadre légal en France :**

◆ **Loi de modernisation du système de santé (2016)** → Obligation de déclaration des EIG.

◆ **Haute Autorité de Santé (HAS)** → Promotion de la gestion des risques en milieu hospitalier.

◆ **Agence Nationale de Sécurité du Médicament (ANSM)** → Surveillance des effets indésirables médicamenteux.

📋 Certains événements doivent obligatoirement être déclarés aux autorités sanitaires, notamment :

◆ **Infections nosocomiales graves.**

◆ **Erreurs médicamenteuses avec conséquences sévères.**

◆ **Dysfonctionnements graves des dispositifs médicaux.**

💡 L'infirmier(e) doit connaître les protocoles de signalement en vigueur dans son établissement.

7. Rôle de l'Infirmier(e) dans la Gestion des Événements Indésirables

📌 **L'infirmier(e) est un acteur clé dans la surveillance et la déclaration des EI.**

✅ **Détection précoce des incidents** → Surveillance clinique des patients.

✅ **Réaction rapide en cas de problème** → Application des protocoles de sécurité.

✅ **Documentation et traçabilité des incidents** → Rédaction précise des faits dans le dossier patient.

✅ **Participation aux réunions de gestion des risques** → Propositions d'amélioration des pratiques.

✅ **Éducation et sensibilisation des équipes** → Formation continue sur la sécurité des soins.

📌 **Un infirmier(e) attentif(ve) et impliqué(e) contribue directement à la réduction des erreurs médicales.**

8. Conclusion

📌 **Le signalement des événements indésirables est essentiel pour améliorer la sécurité des patients et la qualité des soins.**

✅ Détecter et signaler tout incident pour éviter les récidives.

✅ Documenter précisément les faits sans jugement

personnel.

✅ Participer à l'analyse des erreurs pour identifier leurs causes profondes.

✅ Adopter une culture de la sécurité basée sur la prévention et la formation.

💡 Un signalement rapide et rigoureux peut sauver des vies et améliorer les pratiques hospitalières !

📌 *Quiz et questions de révision*

Ce **quiz interactif** vous permettra d'évaluer vos connaissances sur la gestion des **événements indésirables (EI) en milieu hospitalier**, leur signalement et leur prévention.

◆ QCM (Questions à Choix Multiples)

📌 *Cochez la ou les bonnes réponses.*

1. Quel est l'objectif principal du signalement des événements indésirables ?

a) Identifier et sanctionner le responsable de l'erreur.
b) Améliorer la sécurité des soins et prévenir la récidive.
c) Éviter que le patient ou la famille ne se rendent compte de l'erreur.
d) Faciliter l'analyse des erreurs pour corriger les dysfonctionnements.

2. Parmi les situations suivantes, laquelle est considérée comme un événement indésirable grave (EIG) ?

a) Une erreur de dosage entraînant un arrêt respiratoire.
b) Un retard de prise en charge d'un AVC causant un handicap irréversible.
c) Un oubli de pansement sans conséquence sur la cicatrisation.
d) Une chute d'un patient entraînant une fracture du col du fémur.

3. Un événement porteur de risque (EPR) est :

a) Une situation qui n'a pas eu de conséquence immédiate mais qui aurait pu en avoir.
b) Un événement qui a causé un décès.
c) Une erreur intentionnelle de la part d'un soignant.
d) Un effet indésirable attendu d'un médicament.

4. Quelle est la première action à entreprendre en cas d'événement indésirable ?

a) Noter l'incident dans le dossier patient et attendre l'analyse de l'équipe qualité.
b) Corriger immédiatement la situation pour assurer la sécurité du patient.
c) Informer discrètement l'équipe soignante sans documenter l'événement.
d) Prévenir uniquement le supérieur hiérarchique sans autre action.

5. Quel type d'événement indésirable doit obligatoirement être signalé aux autorités sanitaires ?

a) Une chute bénigne sans conséquence clinique.
b) Une infection nosocomiale grave.

c) Une erreur d'administration d'un placebo.
d) Une fatigue ressentie par un soignant.

6. Comment un infirmier doit-il documenter un événement indésirable dans le dossier patient ?

a) Écrire de manière objective et factuelle, sans interprétation.
b) Décrire les faits en détaillant les erreurs commises par chaque professionnel.
c) Noter uniquement les événements ayant entraîné un dommage physique.
d) Utiliser un langage vague pour éviter tout conflit juridique.

7. Quel élément est essentiel pour une bonne culture de sécurité dans le signalement des EI ?

a) Éviter d'évoquer les erreurs pour ne pas nuire à la réputation de l'hôpital.
b) Encourager le signalement sans crainte de sanctions disciplinaires.
c) Désigner un coupable pour chaque erreur afin de responsabiliser le personnel.
d) Garder les signalements secrets pour éviter la panique.

8. Un événement indésirable lié à un médicament doit être signalé à :

a) La direction de l'hôpital uniquement.
b) L'Agence Nationale de Sécurité du Médicament (ANSM).
c) Un médecin généraliste extérieur à l'hôpital.
d) La famille du patient avant toute analyse interne.

9. Quel est le rôle de l'infirmier(e) dans la gestion des événements indésirables ?

a) Identifier et signaler les incidents.
b) Proposer des améliorations des pratiques pour éviter leur répétition.
c) Assurer une traçabilité rigoureuse dans le dossier patient.
d) Cacher les erreurs mineures pour ne pas alourdir les procédures administratives.

10. Quelle est la meilleure stratégie pour éviter la survenue d'événements indésirables ?

a) Former régulièrement le personnel aux bonnes pratiques de sécurité.
b) Réduire la surveillance des soins pour limiter la charge de travail.
c) Éviter les discussions sur les erreurs pour ne pas décourager les équipes.
d) Ne signaler que les événements ayant entraîné des dommages visibles.

◆ Vrai ou Faux

Indiquez si les affirmations suivantes sont vraies ou fausses.

1. Le signalement d'un événement indésirable a pour but de sanctionner les soignants impliqués.
2. Les erreurs de dosage médicamenteux doivent être signalées même si elles n'ont eu aucune conséquence clinique.
3. Le signalement d'un EI permet d'améliorer la qualité et la sécurité des soins.

4. Un infirmier qui constate une infection nosocomiale doit la signaler immédiatement.
5. La culture de sécurité vise à éviter la culpabilisation des soignants et à favoriser la prévention des erreurs.
6. Les événements indésirables doivent être signalés uniquement par le médecin responsable du patient.
7. Un retard de prise en charge d'un patient peut être un événement indésirable.
8. Il est obligatoire de tracer dans le dossier patient toute situation ayant mis en danger le patient.
9. Si un infirmier constate un événement indésirable mais que le patient ne présente aucune séquelle, il n'est pas nécessaire de le signaler.
10. Les équipes doivent être sensibilisées à la gestion des risques pour limiter la survenue d'événements indésirables.

◆ Questions Ouvertes

Répondez en quelques phrases aux questions suivantes.

1. Pourquoi est-il important de signaler un événement indésirable en milieu hospitalier ?
2. Quels sont les différents types d'événements indésirables et comment les différencier ?
3. Quelle est la procédure à suivre lorsqu'un événement indésirable survient ?
4. Comment l'infirmier(e) peut-il contribuer à la prévention des erreurs médicales ?
5. Quel est l'impact du signalement des événements indésirables sur la qualité des soins ?
6. Pourquoi est-il essentiel d'éviter la culture du blâme dans le signalement des erreurs ?
7. Comment documenter efficacement un événement indésirable dans le dossier patient ?

8. Quels sont les facteurs organisationnels qui peuvent favoriser la survenue d'événements indésirables ?
9. En cas d'erreur médicamenteuse, quelles sont les démarches à entreprendre pour protéger le patient et améliorer la prise en charge ?
10. Comment encourager une culture de sécurité et de transparence au sein d'une équipe soignante ?

◆ Cas Clinique Interactif

Madame B., 75 ans, est hospitalisée en neurochirurgie après une craniotomie pour exérèse tumorale. Elle reçoit un traitement antiépileptique post-opératoire. L'infirmier(e) s'aperçoit que la dose administrée ce matin est deux fois plus élevée que la prescription. La patiente présente une somnolence excessive et une légère bradycardie.

Questions

1. Quel type d'événement indésirable suspectez-vous ?
2. Quelle est la première action à entreprendre face à cette situation ?
3. Comment signaler cet événement de manière formelle ?
4. Quelle traçabilité doit être réalisée dans le dossier patient ?
5. Quelles actions peuvent être mises en place pour éviter la répétition de cette erreur ?

📌 **Correction et Explications des Réponses sur Demande !**

Ce **quiz** est conçu pour renforcer vos **connaissances théoriques et pratiques** sur la **gestion et le signalement des événements indésirables** en milieu hospitalier.

Prêt(e) à relever le défi ? 💡 👩‍⚕️ 👨‍⚕️ 🔥

Chapitre 8 :

Protocoles et recommandations

8.1. Protocoles standards en neurochirurgie

- Gestion des perfusions et drogues vasoactives

📌 *En neurochirurgie, la gestion des perfusions et des drogues vasoactives est cruciale pour assurer une stabilité hémodynamique, optimiser la perfusion cérébrale et prévenir les complications secondaires.*

1. Objectifs de la Gestion des Perfusions en Neurochirurgie

📌 **Le patient neurochirurgical présente un risque élevé d'instabilité hémodynamique en raison de :**

☑ **Lésion cérébrale traumatique** → Hypotension et œdème cérébral.

☑ **AVC ischémique ou hémorragique** → Contrôle strict de la pression artérielle.

☑ **Hydrocéphalie et hypertension intracrânienne (HTIC)** → Gestion de la pression de perfusion cérébrale (PPC).

☑ **Chirurgie cérébrale ou rachidienne** → Surveillance post-opératoire stricte.

🚨 **Tout déséquilibre hémodynamique peut compromettre la perfusion cérébrale et aggraver les lésions neurologiques.**

2. Surveillance et Paramètres Clés en Neurochirurgie

📌 **Objectif** : Maintenir un équilibre optimal entre perfusion et pression intracrânienne (PIC).

✅ **Pression artérielle moyenne (PAM)** → Doit être adaptée à la pathologie neurologique.

✅ **Pression intracrânienne (PIC)** → Normale entre 5-15 mmHg.

✅ **Pression de perfusion cérébrale (PPC = PAM - PIC)** → Cible de 60-70 mmHg.

✅ **Équilibre hydro-électrolytique** → Éviter l'hyponatrémie (risque d'œdème cérébral).

💡 Une gestion rigoureuse des perfusions est essentielle pour éviter les variations de la pression intracrânienne et garantir une oxygénation cérébrale optimale.

3. Gestion des Perfusions en Neurochirurgie

📌 **Les perfusions utilisées en neurochirurgie ont pour but :**

✅ D'assurer une **hémodynamique stable** (expansion volémique, correction d'hypotension).

✅ De maintenir une **osmolarité adéquate** (éviter l'œdème cérébral).

✅ D'assurer un **apport énergétique suffisant** chez les patients en réanimation prolongée.

3.1. Perfusions de Remplissage Vasculaire

📌 **Utilisées pour corriger l'hypovolémie et optimiser la pression de perfusion cérébrale.**

Type de Solution	Indications	Précautions en Neurochirurgie
NaCl 0,9 % (Sérum physiologique)	Perfusion de base, expansion volémique	Privilégier en cas d'hyponatrémie
NaCl 3 % (Solution hypertonique)	Traitement de l'œdème cérébral et HTIC	Surveillance stricte de la natrémie
Ringer Lactate	Expansion volémique modérée	Éviter en cas d'hyponatrémie sévère
Albumine 5 % ou 20 %	Hypovolémie sévère, choc hémorragique	Peut modifier la pression oncotique
Hydroxyéthylamidon (HEA)	Réanimation volémique (utilisation limitée)	Contre-indiqué en cas d'atteinte rénale

💡 Les solutés hypotonique (Glucose 5 %, NaCl 0,45 %) sont **à proscrire en neurochirurgie** car ils favorisent l'œdème cérébral.

3.2. Perfusions de Maintien et Nutrition Parentérale

📌 Indiquées pour l'apport hydrique et énergétique chez les patients en réanimation prolongée.

☑ **Glucose 5-10 %** → Apport calorique, **à éviter seul** en raison du risque d'hyponatrémie.

☑ **Émulsions lipidiques (Nutriflex, Smoflipid)** → Apport énergétique complémentaire.

☑ **Aminoacides (Aminomix, Vaminolact)** → Nutrition parentérale si intubation prolongée.

☑ L'équilibre hydro-électrolytique doit être surveillé en continu (natrémie, kaliémie, glycémie).

4. Drogues Vasoactives en Neurochirurgie

📌 Utilisées pour stabiliser la pression artérielle et optimiser la perfusion cérébrale.

☑ Indications principales :

◆ Hypotension sévère post-opératoire.

◆ Prévention du vasospasme après hémorragie méningée.

◆ Contrôle strict de la pression artérielle après AVC hémorragique.

4.1. Drogues Vasopressives (Traitement de l'Hypotension)

📌 **Objectif :** Augmenter la PAM pour assurer une perfusion cérébrale optimale.

Médicament	Indication	Mode d'administration	Précautions
Noradrénaline	Hypotension sévère (post-op, trauma)	Perfusion IV continue	Surveillance ECG, risque de vasoconstriction excessive
Dopamine	Choc avec bradycardie	Perfusion IV	Effets secondaires cardiaques
Phényléphrine	Hypotension avec tachycardie	Bolus IV ou perfusion	Peut provoquer une bradycardie réflexe

🔲 L'excès de vasoconstriction peut aggraver une ischémie cérébrale → Surveillance continue.

4.2. Drogues Antihypertensives (Traitement de l'Hypertension Artérielle)

📌 **Objectif :** Contrôler l'HTA pour éviter les risques d'hémorragie ou d'œdème cérébral.

Médicament	Indication	Mode d'administration	Précautions
Labetalol	HTA post-AVC hémorragique	Bolus IV ou perfusion	Surveillance de la bradycardie
Nicardipine	HTA post-opératoire	Perfusion IV continue	Éviter en cas d'hypotension
Urapidil	Crise hypertensive	IV lente	Hypotension brutale possible

Une baisse trop rapide de la pression artérielle peut aggraver l'ischémie cérébrale → Objectif : baisse progressive.

5. Surveillance et Rôle de l'Infirmier(e)

L'administration des perfusions et drogues vasoactives nécessite une surveillance continue.

Surveillance hémodynamique :
- Tension artérielle (PAM cible selon la pathologie).
- Débit urinaire (perfusion efficace ?).
- Signes de surdosage ou d'effet secondaire.

Évaluation neurologique :
- Score de Glasgow (GCS).
- Réactivité pupillaire.
- Déficits moteurs et sensitifs.

✅ **Surveillance biologique :**

◆ Natrémie, kaliémie, osmolarité plasmatique.

◆ Glycémie (éviter l'hyperglycémie qui aggrave l'ischémie cérébrale).

🚨 Tout signe de détérioration neurologique doit être signalé immédiatement (risque d'engagement cérébral).

6. Conclusion

📌 La gestion des perfusions et drogues vasoactives en neurochirurgie est essentielle pour optimiser la perfusion cérébrale et prévenir les complications.

✅ Adapter les solutés selon la pathologie pour éviter l'œdème cérébral.

✅ Utiliser les vasopresseurs et antihypertenseurs avec précaution.

✅ Surveiller en continu les paramètres hémodynamiques et neurologiques.

✅ Collaborer étroitement avec l'équipe médicale pour ajuster les traitements en temps réel.

💡 Une prise en charge rigoureuse permet d'améliorer le pronostic neurologique et la récupération du patient ! 🚑🧠

- **Protocoles d'extubation et de mobilisation**

📌 *L'extubation et la mobilisation précoce sont des étapes essentielles dans la prise en charge post-opératoire des patients neurochirurgicaux. Elles nécessitent une évaluation rigoureuse et une surveillance continue pour éviter les complications respiratoires et neurologiques.*

1. Extubation en Neurochirurgie : Objectifs et Critères

📌 **L'extubation vise à retirer la sonde d'intubation lorsque le patient est capable de respirer efficacement de manière autonome.**

✅ **Objectifs :**

◆ Prévenir les complications liées à l'intubation prolongée (pneumopathie, lésions laryngées).

◆ Assurer une reprise respiratoire spontanée efficace.

◆ Réduire la durée de séjour en réanimation et favoriser la récupération.

💡 **L'extubation en neurochirurgie est délicate en raison du risque d'altération de la conscience et de troubles neurologiques.**

2. Critères de Préparation à l'Extubation

📌 **L'extubation ne doit être réalisée que si le patient répond aux critères cliniques, neurologiques et respiratoires.**

◆ 2.1. Critères Neurologiques

✅ Score de Glasgow (GCS) **≥ 8-10** avec protection des voies aériennes.

✅ Réactivité pupillaire et absence de signes d'engagement cérébral.

✅ Capacité à suivre des ordres simples (ex. serrer la main, tirer la langue).

✅ Absence d'hypertension intracrânienne non contrôlée.

📌 **Un patient sédaté ou agité ne doit pas être extubé sans une évaluation approfondie.**

◆ 2.2. Critères Respiratoires

✅ Fréquence respiratoire stable (**12-25/min**).

✅ Volume courant suffisant (**> 5 ml/kg**).

✅ Capacité à dégager ses sécrétions (toux efficace, absence d'encombrement majeur).

✅ Pression inspiratoire maximale (PIM) **> -20 cmH$_2$O** (capacité à inspirer efficacement).

✅ Indice de sevrage respiratoire (RSBI = FR/VC) **< 105**.

✅ SpO$_2$ **≥ 92 %** sous FiO$_2$ **≤ 40 %**.

⚠ Un patient avec une respiration superficielle ou un encombrement bronchique important est à risque d'échec d'extubation.

◆ 2.3. Critères Hémodynamiques et Métaboliques

☑ Absence d'instabilité hémodynamique (PAM ≥ **65 mmHg**, FC **< 120 bpm**).
☑ Équilibre acido-basique stable (pH ≥ **7,35**).
☑ Absence d'hypoglycémie ou d'hypothermie sévère.

💡 Une extubation trop précoce expose à un risque de réintubation, qui aggrave le pronostic neurologique.

3. Procédure d'Extubation : Étapes Clés

📌 L'extubation doit être réalisée de manière progressive et sécurisée.

◆ 3.1. Étape 1 : Préparation du Patient

☑ Expliquer la procédure au patient s'il est conscient.
☑ Aspirer les sécrétions trachéales et oropharyngées.
☑ Vérifier la ventilation spontanée et le sevrage des sédatifs.
☑ Surélever le patient à **30-45°** pour optimiser la respiration.

◆ 3.2. Étape 2 : Test de Respiration Spontanée (T-piece ou CPAP légère)

☑ Surveillance de la respiration sans assistance ventilatoire pendant **30-60 min**.
☑ Évaluation des paramètres respiratoires et neurologiques.

◆ 3.3. Étape 3 : Extubation Proprement Dite

☑ Dégonfler le ballonnet de la sonde.
☑ Retirer la sonde en inspirant profondément pour limiter le spasme laryngé.
☑ Encourager le patient à tousser pour dégager ses voies aériennes.

◆ 3.4. Étape 4 : Surveillance Post-Extubation

☑ Vérifier la saturation en oxygène et l'auscultation pulmonaire.
☑ Évaluer la capacité à protéger les voies aériennes (déglutition, absence de stridor).
☑ Surveillance rapprochée des signes de détresse respiratoire pendant **2 à 4 heures**.

🔲 **Si signes de détresse respiratoire (tirage, stridor, cyanose) → Ventilation non invasive ou réintubation immédiate !**

4. Mobilisation Précoce en Neurochirurgie

📌 **La mobilisation précoce réduit les complications liées à l'alitement et favorise la récupération neurologique.**

✅ **Objectifs :**

◆ Prévenir les complications thromboemboliques (TVP, EP).

◆ Limiter la fonte musculaire et favoriser la réadaptation.

◆ Réduire le risque de pneumopathie et d'encombrement bronchique.

◆ Stimuler la récupération neurologique et cognitive.

💡 **La mobilisation doit être adaptée à l'état du patient et réalisée de manière progressive.**

5. Critères de Mobilisation du Patient Neurochirurgical

📌 **La mobilisation dépend du type de pathologie et de l'évolution neurologique.**

Situation clinique	Mobilisation recommandée
Patient stable après chirurgie cérébrale	Mobilisation au fauteuil dès **J1** si GCS ≥ 13
AVC ischémique ou hémorragique	Mobilisation progressive dès **J2-3** si hémodynamique stable
Traumatisme crânien sévère	Mobilisation en fonction de l'évolution neurologique
Patients intubés/sevrés de ventilation	Mobilisation passive au lit puis mise au fauteuil dès stabilisation
Patient avec dérivation ventriculaire externe (DVE)	Mobilisation autorisée selon protocole médical (position tête élevée)

 Les patients avec hypertension intracrânienne doivent être mobilisés avec prudence pour éviter une augmentation de la PIC.

6. Procédure de Mobilisation : Étapes Clés

 La mobilisation suit un protocole progressif pour éviter les malaises et les chutes.

◆ 6.1. Mobilisation Passive (J0-J1)

✅ Mobilisation des membres par le personnel soignant (prévention des raideurs).
✅ Stimulation sensorielle (exercice de flexion-extension douce).

◆ 6.2. Mobilisation Semi-Active (J1-J3)

- ☑ Surélévation du tronc à **30-45°**.
- ☑ Passer en position assise au bord du lit avec aide.

◆ 6.3. Mobilisation Active (J3 et +)

- ☑ Mise au fauteuil avec surveillance des constantes.
- ☑ Premiers pas avec assistance si l'état neurologique le permet.
- ☑ Travail avec kinésithérapeute pour récupération motrice.

📌 **Surveiller les signes d'intolérance (malaise, hypotension orthostatique, fatigue excessive).**

7. Rôle de l'Infirmier(e) dans l'Extubation et la Mobilisation

📌 **L'infirmier(e) joue un rôle clé dans l'accompagnement et la surveillance du patient.**

- ☑ Surveillance respiratoire post-extubation (détresse respiratoire, désaturation).
- ☑ Encouragement à la mobilisation et accompagnement progressif.
- ☑ Prévention des complications (thrombose, escarres, infection pulmonaire).
- ☑ Collaboration avec l'équipe pluridisciplinaire (médecin, kinésithérapeute).

✅ Éducation du patient et de la famille sur l'importance de la mobilisation.

💡 Une prise en charge bien coordonnée améliore la récupération fonctionnelle et réduit la durée d'hospitalisation.

8. Conclusion

📌 L'extubation et la mobilisation précoce en neurochirurgie sont des étapes essentielles pour favoriser la récupération et éviter les complications.

✅ Extubation sécurisée selon des critères stricts (neurologiques, respiratoires, hémodynamiques).
✅ Mobilisation précoce adaptée à la pathologie neurologique et aux capacités du patient.
✅ Surveillance continue pour prévenir les complications post-extubation et post-alitement.

💡 Une approche proactive et une collaboration interdisciplinaire sont essentielles pour optimiser la récupération des patients en neurochirurgie ! 🚑🧠

8.2. Bonnes pratiques et recommandations

- Recommandations de la HAS et de la SFAR

📌 *En neurochirurgie, la qualité des soins repose sur des recommandations basées sur des preuves scientifiques. La **Haute Autorité de Santé (HAS)** et la **Société Française d'Anesthésie et de Réanimation (SFAR)** publient des guides pour assurer une prise en charge optimale et sécurisée des patients.*

1. Rôle des Recommandations de la HAS et de la SFAR

📌 **Pourquoi suivre ces recommandations ?**

☑ **Améliorer la qualité et la sécurité des soins.**

☑ **Harmoniser les pratiques cliniques** au niveau national.

☑ **Prévenir les complications post-opératoires et les infections nosocomiales.**

☑ **Optimiser la gestion de la douleur et des soins post-opératoires.**

☑ **Faciliter la prise de décision médicale** en fonction des meilleures preuves disponibles.

⚠ Un non-respect des recommandations peut engager la responsabilité légale des soignants en cas d'événement indésirable.

2. Recommandations de la HAS en Neurochirurgie

📌 **La HAS édicte des recommandations sur plusieurs aspects de la prise en charge neurochirurgicale, notamment :**

✅ **Prise en charge de l'Accident Vasculaire Cérébral (AVC)**

◆ **Thrombolyse et thrombectomie** : Fenêtre thérapeutique ≤ 4h30 pour la thrombolyse IV et ≤ 6h pour la thrombectomie mécanique.

◆ **Surveillance post-thrombectomie** : Évaluation neurologique (Glasgow, NIHSS) et contrôle de la pression artérielle.

✅ **Prévention des infections associées aux soins (IAS)**

◆ **Antibioprophylaxie systématique en chirurgie crânienne** (Céfazoline 2 g IV).

◆ **Éviction des rasages préopératoires** pour limiter le risque d'infection du site opératoire.

◆ **Surveillance et entretien rigoureux des dispositifs invasifs** (sondes, drains, cathéters).

✅ **Gestion de la douleur post-opératoire**

◆ Utilisation des **antalgiques multimodaux** (paracétamol, AINS, opioïdes faibles ou forts si besoin).

◆ **Éviter les morphiniques en cas d'HTIC** (risque de dépression respiratoire et d'hypercapnie).

✅ **Prise en charge des patients en soins critiques**

◆ **Maintien d'une PPC (pression de perfusion cérébrale) ≥ 60 mmHg**.

◆ **Éviter l'hypoxie et l'hypotension** pour prévenir les lésions cérébrales secondaires.

◆ Surveillance stricte de la glycémie (**cible : 1-1,5 g/L**).

💡 La HAS insiste sur la nécessité d'une prise en charge pluridisciplinaire et d'une surveillance continue pour améliorer le pronostic des patients neurochirurgicaux.

3. Recommandations de la SFAR en Anesthésie et Réanimation Neurochirurgicale

📌 La SFAR publie des recommandations spécifiques à la neurochirurgie, notamment en anesthésie et en soins post-opératoires.

3.1. Gestion de l'Hypertension Intracrânienne (HTIC)

📌 L'HTIC est une urgence neurochirurgicale nécessitant un traitement rapide pour éviter un engagement cérébral.

✅ Mesures de contrôle immédiates :

◆ Élévation du tronc à 30°.

◆ Hyperventilation modérée (**PaCO$_2$ entre 30-35 mmHg**) pour réduire la pression intracrânienne.

◆ Perfusion de solution hypertonique (NaCl 3 %) ou

Mannitol 20 % en bolus.

◆ **Éviter l'hyperthermie** (paracétamol, refroidissement externe).

🔹 La SFAR déconseille l'administration systématique de corticoïdes en cas de traumatisme crânien sévère.

3.2. Sécurisation de l'Extubation en Neurochirurgie

📌 **L'extubation en neurochirurgie doit être réalisée avec prudence pour éviter les complications respiratoires.**

✅ **Critères d'extubation :**
◆ **GCS ≥ 8-10** et absence de sédation excessive.
◆ **Déglutition et protection des voies aériennes efficaces**.
◆ **Pas de détresse respiratoire** après un test de respiration spontanée.

🔹 Une réintubation en urgence augmente la morbi-mortalité → **Vigilance accrue post-extubation !**

3.3. Prise en Charge de la Douleur Post-Opératoire en Neurochirurgie

📌 **La SFAR recommande une approche multimodale pour limiter la consommation de morphiniques.**

Niveau de douleur	Traitement recommandé
Douleur légère (EVA ≤ 3/10)	Paracétamol 1 g IV/PO toutes les 6h ± AINS
Douleur modérée (EVA 4-6/10)	Paracétamol + Tramadol 50-100 mg toutes les 6h
Douleur sévère (EVA ≥ 7/10)	Morphine IV titrée (1-2 mg/10 min) avec surveillance stricte

💡 L'analgésie préventive (pré-médication avant chirurgie) est recommandée pour réduire l'intensité de la douleur post-opératoire.

3.4. Prévention du Risque Thromboembolique

📌 Les patients neurochirurgicaux sont à haut risque de thrombose veineuse profonde (TVP) et d'embolie pulmonaire (EP).

✅ Mesures de prévention recommandées :

◆ **Bas de contention et mobilisation précoce** dès que possible.

◆ **Anticoagulation prophylactique (HBPM ou HNF)** si risque thrombotique élevé et absence de contre-indication hémorragique.

⚠️ La SFAR recommande d'évaluer le rapport bénéfice/risque avant d'initier une anticoagulation après une hémorragie cérébrale.

4. Rôle de l'Infirmier(e) dans l'Application des Recommandations

📌 **L'infirmier(e) joue un rôle clé dans la mise en application des bonnes pratiques issues des recommandations HAS et SFAR.**

✅ **Surveillance et prévention des complications :**

◆ Évaluation régulière du patient (neurologique, hémodynamique, respiratoire).

◆ Surveillance des perfusions, des paramètres biologiques et des dispositifs invasifs.

◆ Prévention des infections nosocomiales et des complications thromboemboliques.

✅ **Application des protocoles standardisés :**

◆ Respect des consignes sur l'extubation et la gestion de la douleur.

◆ Administration sécurisée des drogues vasoactives et des solutés hypertoniques.

◆ Accompagnement des patients et des familles selon les bonnes pratiques.

📌 **Le respect des recommandations permet d'améliorer la prise en charge des patients et de limiter les erreurs médicales.**

5. Conclusion

📌 **Les recommandations de la HAS et de la SFAR sont essentielles pour garantir une prise en charge optimale et sécurisée en neurochirurgie.**

✅ **Contrôle rigoureux de la pression intracrânienne et de l'hémodynamique.**
✅ **Extubation et mobilisation sécurisées pour éviter les complications.**
✅ **Gestion efficace de la douleur avec une approche multimodale.**
✅ **Prévention du risque thromboembolique et des infections nosocomiales.**

💡 **L'infirmier(e) a un rôle central dans l'application de ces recommandations et la sécurisation du parcours de soins en neurochirurgie.** 🚑🧠

- ## Stratégies d'amélioration des soins

📌 *L'amélioration continue des soins en neurochirurgie repose sur des stratégies visant à optimiser la sécurité du patient, la qualité des prises en charge et l'efficacité des pratiques infirmières et médicales.*

1. Objectifs des Stratégies d'Amélioration des Soins

📌 **Pourquoi améliorer les soins en neurochirurgie ?**

✅ **Réduire les complications post-opératoires** (infection, hémorragie, troubles neurologiques).

✅ **Standardiser les pratiques** en s'appuyant sur les recommandations de la HAS et de la SFAR.

✅ **Améliorer la coordination entre les équipes soignantes**.

✅ **Garantir une prise en charge centrée sur le patient** et son autonomie.

✅ **Optimiser l'utilisation des ressources hospitalières** pour une meilleure gestion des soins.

💡 **Un protocole de soins bien appliqué améliore significativement les résultats neurologiques des patients !**

2. Sécurisation du Parcours Patient en Neurochirurgie

📌 **Un parcours patient bien organisé réduit les risques d'erreurs et améliore la récupération.**

✅ **Avant l'intervention :**
◆ Évaluation pré-opératoire approfondie (IRM, bilan sanguin, risques thromboemboliques).
◆ Information et consentement éclairé du patient.

◆ Protocole d'antibioprophylaxie et prévention des infections nosocomiales.

✅ Pendant l'intervention :

◆ Surveillance anesthésique rigoureuse (PPC, PIC, hémodynamique).

◆ Coordination entre neurochirurgiens, anesthésistes et infirmiers de bloc.

✅ Après l'intervention :

◆ Surveillance post-opératoire immédiate (score de Glasgow, paramètres vitaux).

◆ Mobilisation précoce et prévention des complications thromboemboliques.

◆ Évaluation de la douleur et optimisation de l'analgésie multimodale.

📌 **Un suivi standardisé et rigoureux réduit les durées d'hospitalisation et le risque de complications.**

3. Renforcement de la Sécurité des Soins

📍 **Les événements indésirables peuvent être réduits par des mesures de sécurité renforcées.**

✅ Protocoles standardisés

◆ Check-list HAS en bloc opératoire pour éviter les erreurs de côté chirurgical.

◆ Double vérification des médicaments et doses administrées.

◆ Surveillance continue des dispositifs médicaux (drains, cathéters, perfusions).

✅ Formation continue des équipes soignantes

◆ Simulation en situation réelle pour la gestion des urgences neurologiques.

◆ Sensibilisation aux bonnes pratiques en neurochirurgie (gestion de la PIC, HTIC).

✅ Signalement et analyse des événements indésirables

◆ Déclaration immédiate des erreurs ou incidents (chutes, infections, erreurs médicamenteuses).

◆ Analyse systémique des causes et mise en place d'actions correctives.

✨ **Une culture de la transparence et de la sécurité réduit les erreurs et améliore la qualité des soins.**

4. Optimisation de la Gestion de la Douleur et du Confort du Patient

📌 **Une prise en charge efficace de la douleur post-opératoire améliore la récupération.**

✅ Approche multimodale

◆ Association **paracétamol + AINS + opioïdes faibles** selon le niveau de douleur.

◆ Techniques non médicamenteuses : hypnose, relaxation, cryothérapie.

✅ **Surveillance et ajustement du traitement**

◆ Échelle EVA (Évaluation de la douleur) toutes les **4 à 6 heures**.

◆ Adaptation du traitement en fonction des besoins du patient.

✅ **Prévention des effets secondaires des antalgiques**

◆ Surveillance des opioïdes (somnolence, dépression respiratoire, constipation).

◆ Hydratation et alimentation adaptées pour limiter les troubles digestifs.

📌 Un patient avec une douleur bien contrôlée récupère plus vite et participe activement à sa rééducation.

5. Mobilisation Précoce et Réadaptation Fonctionnelle

📌 **La mobilisation précoce est essentielle pour prévenir les complications liées à l'alitement.**

✅ **Mise au fauteuil dès que possible (J1-J2 post-opératoire).**

✅ **Kinésithérapie respiratoire et motrice** pour éviter les complications pulmonaires et musculaires.

✅ **Mobilisation progressive adaptée à l'état neurologique du patient**.

📌 Un patient mobilisé tôt a moins de complications thromboemboliques et récupère plus rapidement ses fonctions motrices.

6. Communication et Coordination Interdisciplinaire

📌 Une bonne communication entre les soignants améliore la fluidité des soins.

✅ Réunions pluridisciplinaires régulières

◆ Staff neurochirurgical pour discuter des dossiers complexes.

◆ Coordination entre neurochirurgiens, anesthésistes, infirmiers et rééducateurs.

✅ Transmissions efficaces entre les équipes

◆ Utilisation de **check-lists et dossiers informatisés**.

◆ Traçabilité rigoureuse des soins et évolution du patient.

📌 Une transmission complète et claire réduit les erreurs et assure une continuité des soins optimale.

7. Éducation Thérapeutique et Implication du Patient

📌 **Le patient et sa famille doivent être informés et impliqués dans la prise en charge.**

✅ **Avant la chirurgie :**

◆ Explication de l'intervention, des risques et du suivi post-opératoire.

◆ Préparation psychologique et accompagnement des proches.

✅ **Après la chirurgie :**

◆ **Éducation sur les soins post-opératoires** (pansements, médicaments, signes d'alerte).

◆ **Explication des exercices de rééducation** et des objectifs de récupération.

💡 **Un patient bien informé est un patient qui suit mieux son traitement et optimise sa récupération.**

8. Intégration des Nouvelles Technologies et Innovation

📌 **L'innovation en neurochirurgie permet d'améliorer la précision des soins et la sécurité des patients.**

✅ **Utilisation de la neuronavigation et de la chirurgie assistée par robot.**

☑ **Télémédecine et suivi post-opératoire à distance** pour optimiser le suivi des patients.

☑ **Développement de protocoles de réalité virtuelle pour la rééducation neuro-motrice.**

💡 **Les avancées technologiques améliorent la précision chirurgicale et accélèrent la récupération des patients.**

9. Évaluation et Amélioration Continue des Pratiques

📌 **L'évaluation régulière des soins permet de corriger les erreurs et d'améliorer les résultats.**

☑ **Audits internes et évaluations de pratiques professionnelles**

◆ Analyse des résultats chirurgicaux et taux de complications.

◆ Réajustement des protocoles en fonction des données cliniques.

☑ **Formations continues et certifications**

◆ Renforcement des compétences des équipes (gestion de l'HTIC, soins post-op).

◆ Certification des établissements de santé pour garantir la qualité des soins.

📌 **Un établissement qui évalue ses pratiques garantit une meilleure prise en charge des patients.**

10. Conclusion

📌 **L'amélioration des soins en neurochirurgie repose sur une approche globale et multidisciplinaire.**

✅ Standardisation des protocoles et suivi rigoureux des recommandations HAS et SFAR.
✅ Sécurisation du parcours patient pour éviter les complications.
✅ Surveillance et prise en charge optimisée de la douleur et des fonctions neurologiques.
✅ Communication efficace entre soignants et implication du patient dans son rétablissement.
✅ Intégration des innovations pour améliorer les soins et la récupération.

💡 **L'amélioration continue des soins garantit une meilleure qualité de vie pour les patients et réduit les complications post-opératoires !** 🚑🧠

📌 *Quiz et questions de révision*

Ce **quiz interactif** vous permettra d'évaluer vos connaissances sur les stratégies de sécurité et d'optimisation des soins en neurochirurgie.

◆ QCM (Questions à Choix Multiples)

Cochez la ou les bonnes réponses.

1. Quel est l'objectif principal des stratégies d'amélioration des soins en neurochirurgie ?

a) Réduire la durée des interventions chirurgicales.
b) Prévenir les complications et améliorer la récupération des patients.
c) Standardiser les pratiques en fonction des recommandations officielles.
d) Minimiser l'implication des soignants pour éviter la surcharge de travail.

2. Quelle est la principale mesure pour prévenir les infections nosocomiales après une chirurgie cérébrale ?

a) Administrer une antibiothérapie systématique après l'intervention.
b) Réaliser un rasage du cuir chevelu avant chaque chirurgie.
c) Appliquer une asepsie stricte et respecter les protocoles d'antibioprophylaxie.
d) Éviter de mobiliser le patient dans les 48 premières heures post-opératoires.

3. Pourquoi la mobilisation précoce est-elle recommandée après une intervention neurochirurgicale ?

a) Pour limiter le risque de complications thromboemboliques.
b) Pour accélérer la récupération neurologique.

c) Pour améliorer le confort du patient et réduire la douleur.
d) Pour éviter la nécessité d'une rééducation motrice ultérieure.

4. Quel est le critère essentiel avant une extubation en neurochirurgie ?

a) Un score de Glasgow (GCS) supérieur ou égal à 8-10.
b) Une fréquence respiratoire inférieure à 10/min.
c) Une absence totale de sécrétions bronchiques.
d) Une sédation profonde pour éviter l'agitation du patient.

5. Quel traitement est recommandé pour gérer la douleur modérée après une craniotomie ?

a) Paracétamol 1 g IV + Tramadol 50-100 mg toutes les 6 heures.
b) Morphine IV systématique sans évaluation préalable.
c) Uniquement des AINS pour éviter les opioïdes.
d) Administration de benzodiazépines pour calmer le patient.

6. Quelle stratégie est efficace pour éviter les erreurs médicamenteuses en neurochirurgie ?

a) Utiliser un code couleur pour différencier les seringues de médicaments.
b) Vérifier la prescription et la dose avec un deuxième soignant avant administration.
c) Supprimer les check-lists pour gagner du temps en réanimation.
d) Laisser l'administration des drogues vasoactives aux seuls médecins.

7. Quels sont les avantages de l'éducation thérapeutique des patients en neurochirurgie ?

a) Améliorer l'adhésion au traitement et prévenir les complications.
b) Réduire le stress et l'anxiété des patients et de leur famille.

c) Limiter les hospitalisations prolongées en favorisant l'autonomie.
d) Éviter totalement la nécessité d'une rééducation post-opératoire.

8. En cas d'hypertension intracrânienne (HTIC), quelle mesure est prioritaire ?

a) Allonger le patient en position déclive à 10°.
b) Maintenir la tête surélevée à 30° pour favoriser le drainage veineux.
c) Administrer immédiatement un bolus de glucose hypertonique.
d) Diminuer l'oxygénation pour calmer le patient.

9. Quelle recommandation permet d'améliorer la sécurité des soins en neurochirurgie ?

a) Ne pas informer le patient pour éviter un stress préopératoire.
b) Standardiser les protocoles et respecter les recommandations HAS et SFAR.
c) Ne pas signaler les erreurs pour préserver la réputation du service.
d) Limiter la formation continue du personnel pour éviter la surcharge de travail.

10. Quelle est la meilleure approche pour optimiser la récupération fonctionnelle après une chirurgie cérébrale ?

a) Immobiliser le patient jusqu'à la cicatrisation complète.
b) Initier une rééducation précoce et adaptée en collaboration avec les kinésithérapeutes.
c) Arrêter toute stimulation sensorielle pour éviter la fatigue.
d) Supprimer toute analgésie pour forcer le patient à bouger.

◆ Vrai ou Faux

Indiquez si les affirmations suivantes sont vraies ou fausses.

1. Une surveillance stricte des paramètres neurologiques et respiratoires est essentielle après une chirurgie cérébrale.
2. La mobilisation précoce augmente le risque de complications post-opératoires et doit être évitée.
3. L'extubation doit être réalisée uniquement lorsque le patient a une respiration efficace et un bon niveau de conscience.
4. L'utilisation d'une check-list au bloc opératoire permet de réduire les erreurs chirurgicales.
5. Une pression intracrânienne élevée justifie une position couchée avec la tête à plat.
6. Le contrôle strict de la douleur post-opératoire permet une meilleure récupération du patient.
7. Les erreurs médicamenteuses ne doivent pas être signalées pour éviter les sanctions.
8. L'implication du patient dans sa prise en charge améliore son adhésion au traitement.
9. L'éducation thérapeutique des familles est inutile car seul le patient doit être informé.
10. L'amélioration continue des soins repose sur l'analyse des pratiques et la formation régulière du personnel.

◆ Questions Ouvertes

Répondez en quelques phrases aux questions suivantes.

1. Pourquoi est-il essentiel d'adopter des stratégies d'amélioration des soins en neurochirurgie ?
2. Quelles sont les mesures de prévention des infections nosocomiales en chirurgie cérébrale ?

3. Quels sont les critères permettant de décider d'une extubation en neurochirurgie ?
4. Comment optimiser la gestion de la douleur post-opératoire tout en minimisant les effets secondaires ?
5. Pourquoi la mobilisation précoce est-elle bénéfique après une chirurgie neurochirurgicale ?
6. Comment la communication interdisciplinaire contribue-t-elle à améliorer la sécurité des soins ?
7. Quels sont les principes de la check-list de sécurité au bloc opératoire ?
8. Comment prévenir et gérer l'hypertension intracrânienne (HTIC) après une intervention neurochirurgicale ?
9. Quel est le rôle de l'infirmier(e) dans l'éducation thérapeutique du patient et de sa famille ?
10. Pourquoi est-il important d'analyser et de signaler les événements indésirables en neurochirurgie ?

◆ Cas Clinique Interactif

Monsieur T., 65 ans, a subi une craniotomie pour une tumeur cérébrale. À J1 post-opératoire, il est encore intubé, avec une pression artérielle moyenne (PAM) à 75 mmHg et une pression intracrânienne (PIC) à 22 mmHg. Il présente une légère agitation et des efforts de toux spontanés.

Questions

1. Quels critères doivent être évalués avant de décider d'une extubation ?
2. Quelle est la première mesure à prendre pour réduire sa pression intracrânienne (PIC) ?
3. Comment prévenir une éventuelle détresse respiratoire après l'extubation ?
4. Quelle stratégie de gestion de la douleur peut être mise en place après l'extubation ?

5. Quelles sont les mesures de surveillance essentielles pour éviter les complications post-opératoires ?

📌 **Correction et Explications des Réponses sur Demande !**

Ce **quiz** est conçu pour renforcer vos **connaissances théoriques et pratiques** sur les stratégies d'amélioration des soins en neurochirurgie.

Prêt(e) à relever le défi ? 💡 👩‍⚕️ 👨‍⚕️ 🔥

Chapitre 9 :

Cas cliniques et mises en situation

9.1. Cas pratiques détaillés

- Exemple d'un patient avec traumatisme crânien sévère

Le traumatisme crânien sévère (TCS) est une urgence neurochirurgicale nécessitant une prise en charge rapide et coordonnée pour limiter les lésions cérébrales secondaires et améliorer le pronostic fonctionnel du patient.

1. Présentation du Cas Clinique

Monsieur D., 32 ans, victime d'un accident de la route (choc frontal à grande vitesse), est retrouvé inconscient sur les lieux. Il est transporté par le SAMU aux urgences neurochirurgicales.

◆ **Évaluation Initiale par les Secours (Sur les Lieux de l'Accident)**

✅ **Score de Glasgow (GCS) : 6/15** (Ouverture des yeux : 1, Réponse verbale : 2, Réponse motrice : 3).

✅ **Fréquence respiratoire : 8/min**, bradypnée et signes de détresse respiratoire.

✅ **Pression artérielle : 85/50 mmHg**, tendance à l'hypotension.

✅ **Pupilles : Une mydriase unilatérale fixe à droite** → suspicion d'engagement cérébral.

✅ **Présence d'un hématome fronto-temporal droit** et d'un écoulement de LCR par le nez (suspicion de fracture de la base du crâne).

📌 **Diagnostic probable** : Traumatisme crânien sévère avec hématome intracrânien et engagement cérébral imminent.

2. Prise en Charge aux Urgences

📌 **Objectifs prioritaires** : Stabiliser les fonctions vitales, prévenir l'hypertension intracrânienne (HTIC) et orienter rapidement vers la neurochirurgie.

✅ ◆ **Prise en charge immédiate (ABCDE) :**

◆ **A - Airway (Voies aériennes)** : Intubation orotrachéale avec sédation (hypnose et curarisation) pour protéger les voies aériennes.

◆ **B - Breathing (Ventilation)** : Ventilation mécanique réglée pour maintenir une $PaCO_2$ entre **30-35 mmHg** et prévenir l'hypercapnie.

◆ **C - Circulation** : Remplissage modéré (NaCl 0,9 %), maintien d'une PAM ≥ 90 mmHg (noradrénaline si nécessaire).

◆ **D - Disability (Évaluation neurologique)** : Reconfirmation du GCS, anisocorie persistante → **TDM cérébral en urgence.**

◆ **E - Exposure (Exposition complète)** : Recherche de lésions associées (fractures, hémorragies).

📌 **Pas de perfusion de Glucose 5 %** (risque d'hyperglycémie aggravant l'ischémie cérébrale).

3. Résultats du Scanner Cérébral et Décision Neurochirurgicale

📌 **TDM cérébral :**

☑ Hématome extradural temporal droit de 40 mm avec effet de masse.

☑ Déviation de la ligne médiane > 5 mm.

☑ Œdème cérébral diffus avec début d'engagement uncal.

📌 Décision : Urgence neurochirurgicale !

☑ Craniotomie décompressive avec évacuation de l'hématome extradural.

☑ Mise en place d'une sonde de mesure de la pression intracrânienne (PIC).

4. Prise en Charge en Réanimation Neurochirurgicale

📌 **Objectifs :** Maintenir la perfusion cérébrale, limiter l'œdème cérébral et surveiller les complications secondaires.

◆ **Surveillance Neurologique (Toutes les Heures)**

☑ GCS, réactivité pupillaire, signes d'aggravation neurologique.

☑ PIC cible **< 20 mmHg**, PPC (PAM - PIC) maintenue entre **60-70 mmHg**.

◆ Gestion Hémodynamique et Respiratoire

☑ **Ventilation mécanique** → Maintien d'une $PaO_2 \geq 80$ **mmHg** et $PaCO_2$ entre **30-35 mmHg** pour contrôler la PIC.

☑ **Maintien d'une PAM ≥ 90 mmHg** avec noradrénaline si nécessaire.

☑ **Élévation de la tête à 30°** pour améliorer le drainage veineux cérébral.

◆ Contrôle de l'Hypertension Intracrânienne (HTIC)

☑ **Perfusion de NaCl 3 % (hypertonique) ou Mannitol 20 % en bolus** si PIC > 20 mmHg.

☑ **Sédation et analgésie continue (Propofol + Remifentanil)** pour limiter l'agitation et la consommation d'O_2 cérébrale.

☑ **Éviter l'hyperthermie** (paracétamol, mesures de refroidissement si besoin).

☑ Si HTIC persistante malgré traitement médical → **Discussion d'une craniectomie décompressive.**

5. Surveillance des Complications Secondaires

📌 Le TCS expose à de nombreuses complications nécessitant une surveillance continue.

Complication	Surveillance et Prévention
Engagement cérébral	Surveillance pupillaire, PIC, réactivité motrice
Crise d'épilepsie post-traumatique	EEG, prophylaxie par Levetiracetam 500 mg x2/jour
Hyponatrémie (SIADH, Sd de perte de sel cérébral)	Surveillance de la natrémie, adaptation des solutés
Troubles hémodynamiques (choc neurogénique, bradycardie)	Maintien d'une PAM adaptée, remplissage modéré
Thrombose veineuse profonde (TVP)	Bas de contention, mobilisation précoce si possible

L'évolution doit être réévaluée quotidiennement avec l'équipe pluridisciplinaire (réanimateurs, neurochirurgiens, kinésithérapeutes, neurologues).

6. Évolution du Patient et Rééducation

Après 10 jours en réanimation, Monsieur D. présente :

- Sevrage réussi de la ventilation mécanique.
- GCS amélioré à 11/15 (désorientation, mais réponse aux ordres).
- Mobilisation du côté gauche altérée (hémiparésie droite modérée).
- Déficit cognitif léger (troubles de la mémoire immédiate).

◆ Plan de Rééducation

✅ **Rééducation motrice** → Travail avec un kinésithérapeute pour améliorer la marche et la motricité fine.
✅ **Rééducation cognitive** → Stimulation avec un orthophoniste et neuropsychologue.
✅ **Suivi neurochirurgical et imagerie de contrôle** → Surveillance de la régression de l'œdème cérébral.

📌 **Le pronostic neurologique dépendra de la récupération progressive et du suivi à long terme.**

7. Conclusion et Enseignements

📍 **La prise en charge d'un traumatisme crânien sévère repose sur plusieurs piliers :**
✅ **Prise en charge précoce et optimisation de la perfusion cérébrale** pour éviter l'aggravation des lésions secondaires.
✅ **Chirurgie en urgence si effet de masse significatif** (évacuation d'hématome, craniotomie décompressive).
✅ **Surveillance rigoureuse en réanimation** (contrôle de la PIC, HTIC, crises épileptiques, troubles métaboliques).
✅ **Rééducation pluridisciplinaire précoce** pour maximiser la récupération fonctionnelle et cognitive.

💡 **Une prise en charge rapide et rigoureuse améliore les chances de récupération neurologique et fonctionnelle du patient !** 🚑🧠

- Prise en charge d'une hydrocéphalie aiguë

📌 *L'hydrocéphalie aiguë est une urgence neurochirurgicale caractérisée par une accumulation excessive de liquide céphalorachidien (LCR) dans les ventricules cérébraux, entraînant une hypertension intracrânienne (HTIC) pouvant engager le pronostic vital.*

1. Présentation du Cas Clinique

👤 **Madame P., 68 ans, est admise aux urgences pour une altération brutale de la conscience. Son entourage rapporte des maux de tête intenses, des vomissements en jet et une désorientation apparus depuis 24 heures.**

◆ **Antécédents médicaux** : Hypertension artérielle, hémorragie méningée traitée 3 ans auparavant.

◆ **Examen clinique** :

✅ **Score de Glasgow (GCS) : 10/15** (Yeux : 3, Verbal : 3, Moteur : 4).

✅ **Signes neurologiques** : Confusion, troubles de la marche, incontinence urinaire.

✅ **Signes d'HTIC** : Céphalées intenses, vomissements, bradycardie, mydriase bilatérale modérée.

🔖 **Hypothèse diagnostique : Hydrocéphalie aiguë sur obstacle à l'écoulement du LCR (hydrocéphalie obstructive).**

2. Diagnostic de l'Hydrocéphalie Aiguë

📌 **Le diagnostic est confirmé par l'imagerie cérébrale en urgence.**

✅ **Scanner cérébral (TDM) sans injection :**
- Dilatation des ventricules latéraux et du 3e ventricule.
- Réduction de l'espace sous-arachnoïdien.
- Absence de lésion hémorragique ou tumorale évidente.

✅ **IRM cérébrale avec séquences de flux (si disponible) :**
- Confirmation de l'obstacle à l'écoulement du LCR (ex : sténose de l'aqueduc de Sylvius, kyste colloïde, tumeur cérébrale).

💡 **En cas de doute, une ponction lombaire peut être réalisée si l'HTIC est modérée et en l'absence de contre-indications.**

3. Prise en Charge en Urgence

📌 **Objectifs : Réduire la pression intracrânienne et rétablir une circulation normale du LCR.**

◆ **3.1. Mesures de Stabilisation Initiales**

✅ **Hospitalisation en réanimation neurochirurgicale.**
✅ **Surveillance neurologique intensive (GCS, réactivité pupillaire toutes les heures).**
✅ **Élévation de la tête à 30°** pour améliorer le drainage veineux cérébral.

☑ **Oxygénation optimale** : Ventilation assistée si GCS < 8.
☑ **Éviter l'hypotension** : Maintien d'une PAM ≥ 90 mmHg.

⚠ Ne pas administrer de solutés hypotoniques (Glucose 5 %, NaCl 0,45 %) → **Risque d'aggravation de l'œdème cérébral.**

◆ 3.2. Traitement de l'Hypertension Intracrânienne (HTIC)

☑ **Perfusion de sérum salé hypertonique (NaCl 3 %) ou Mannitol 20 % en bolus.**
☑ **Sédation et analgésie (Propofol, Remifentanil)** pour réduire la consommation en O_2 du cerveau.
☑ **Anticonvulsivants si suspicion de crise épileptique associée.**

⚠ Les corticoïdes sont inefficaces en cas d'hydrocéphalie aiguë et ne doivent pas être utilisés.

4. Traitement Neurochirurgical : Dérivation du LCR

📌 Une intervention rapide est nécessaire pour évacuer le LCR en excès.

☑ ◆ **Drainage Ventriculaire Externe (DVE) :**
◆ Cathéter introduit dans un ventricule via un trou de trépan.
◆ Permet un drainage contrôlé du LCR et une mesure directe de

la pression intracrânienne.
◆ Solution **temporaire**, utilisée en urgence.

☑ ◆ **Dérivation Ventriculo-Péritonéale (DVP)** :
◆ Cathéter implanté de façon permanente reliant un ventricule cérébral à la cavité péritonéale.
◆ Indiquée en cas d'hydrocéphalie chronique post-obstructive.

☑ ◆ **Ventriculocisternostomie Endoscopique (VCE)** :
◆ Alternative à la DVP en cas d'hydrocéphalie obstructive pure (ex : sténose de l'aqueduc de Sylvius).
◆ Création d'un passage entre le 3e ventricule et les espaces sous-arachnoïdiens pour rétablir l'écoulement du LCR.

📌 **La procédure dépend de l'étiologie de l'hydrocéphalie et de l'état du patient.**

5. Surveillance Post-Opératoire en Réanimation

📌 **La surveillance après mise en place du DVE ou DVP est essentielle pour prévenir les complications.**

☑ **Surveillance Neurologique** :
◆ GCS, réactivité pupillaire, signes d'amélioration ou d'aggravation.
◆ Contrôle régulier de la PIC (si DVE en place).

☑ **Surveillance des Complications** :
◆ **Obstruction ou surdrainage du LCR** → Céphalées, troubles

de la conscience.

◆ **Infection du DVE ou DVP (Méningite bactérienne, ventriculite)** → Fièvre, troubles neurologiques.

◆ **Hémorragie post-opératoire** → TDM cérébral en cas d'aggravation brutale.

📌 Un drainage trop rapide du LCR peut entraîner un collapsus cérébral et un hématome sous-dural → **Réglage progressif du débit du drain.**

6. Suivi à Long Terme et Réhabilitation

📌 Les patients nécessitent un suivi neurologique et neurochirurgical prolongé.

☑ **Imagerie de contrôle (IRM/TDM) après mise en place du shunt** pour vérifier l'évolution ventriculaire.

☑ **Rééducation motrice et cognitive** en cas de séquelles neurologiques.

☑ **Surveillance du fonctionnement du shunt** pour éviter l'obstruction tardive.

💡 Certains patients avec DVP nécessitent des ajustements de la valve pour adapter le drainage du LCR.

7. Conclusion et Points Clés

📌 L'hydrocéphalie aiguë est une urgence neurochirurgicale qui nécessite une prise en charge rapide et adaptée.

☑ **Diagnostic rapide par scanner cérébral** en cas de signes neurologiques évocateurs.
☑ **Stabilisation initiale et contrôle de l'HTIC** avant toute intervention.
☑ **Drainage ventriculaire en urgence** (DVE en phase aiguë, DVP ou VCE en traitement définitif).
☑ **Surveillance rigoureuse des complications post-opératoires** (infection, obstruction, surdrainage).

💡 **Une prise en charge précoce et coordonnée améliore considérablement le pronostic fonctionnel et la qualité de vie du patient !** 🚑

📌 *Quiz et questions de révision*

Ce **quiz interactif** vous permettra d'évaluer vos connaissances sur la prise en charge de l'hydrocéphalie aiguë, une urgence neurochirurgicale nécessitant une intervention rapide et adaptée.

◆ QCM (Questions à Choix Multiples)

📌 *Cochez la ou les bonnes réponses.*

1. Quelle est la cause principale de l'hydrocéphalie aiguë ?

a) Une obstruction à l'écoulement du LCR (hydrocéphalie obstructive).

b) Une production excessive de LCR par les plexus choroïdes.
c) Une augmentation de la résorption du LCR.
d) Une hypoperfusion cérébrale liée à une hypotension prolongée.

2. Quels sont les signes cliniques évocateurs d'une hydrocéphalie aiguë ?

a) Céphalées intenses et vomissements en jet.
b) Bradycardie, hypertension et troubles de la conscience.
c) Hyperréflexie et spasticité.
d) Myosis bilatéral et tachycardie.

3. Quel examen d'imagerie est prioritaire pour diagnostiquer une hydrocéphalie aiguë ?

a) Électroencéphalogramme (EEG).
b) Scanner cérébral (TDM) sans injection.
c) Doppler transcrânien.
d) Radiographie du crâne.

4. En cas d'hydrocéphalie aiguë, quelle mesure est contre-indiquée ?

a) Surélever la tête du patient à 30°.
b) Administrer une perfusion de Glucose 5 %.
c) Ventiler le patient pour maintenir une $PaCO_2$ entre 30-35 mmHg.
d) Réaliser une dérivation ventriculaire externe en urgence.

5. Quel est le traitement neurochirurgical de première intention en cas d'hydrocéphalie aiguë avec HTIC ?

a) Drainage ventriculaire externe (DVE).
b) Administration de corticoïdes à forte dose.

c) Ventriculocisternostomie endoscopique.
d) Réhydratation par soluté hypotonique.

6. Quelle complication est la plus redoutée après la pose d'un drain ventriculaire externe (DVE) ?

a) Infection du cathéter (ventriculite, méningite).
b) Amélioration neurologique rapide.
c) Réduction de la pression intracrânienne.
d) Hypernatrémie associée à la résorption excessive du LCR.

7. Quelle est la principale indication d'une dérivation ventriculo-péritonéale (DVP) ?

a) Hydrocéphalie aiguë réversible après drainage temporaire.
b) Hydrocéphalie obstructive nécessitant un traitement définitif.
c) Hypotension intracrânienne post-opératoire.
d) Syndrome méningé aigu fébrile.

8. Quelle surveillance clinique est essentielle après la mise en place d'un shunt ventriculaire ?

a) Vérification de la saturation en oxygène toutes les 6 heures.
b) Surveillance du débit du drain, de la conscience et des signes d'infection.
c) Évaluation de la douleur uniquement.
d) Interruption de toute surveillance après 48 heures si absence de complications.

9. Pourquoi l'IRM peut-elle être utile dans l'évaluation d'une hydrocéphalie ?

a) Pour visualiser un éventuel obstacle à l'écoulement du LCR.
b) Pour mesurer la pression intracrânienne en temps réel.
c) Pour détecter une anomalie de la myéline cérébrale.

d) Pour remplacer complètement le scanner cérébral dans l'urgence.

10. Quelle est la principale cause d'échec d'un shunt ventriculo-péritonéal (DVP) ?

a) Un arrêt spontané de la production de LCR.
b) Une obstruction ou une infection du shunt.
c) Une résorption excessive du LCR entraînant une hypotension intracrânienne.
d) Une modification des structures osseuses du crâne.

◆ Vrai ou Faux

Indiquez si les affirmations suivantes sont vraies ou fausses.

1. L'hydrocéphalie aiguë est une urgence neurochirurgicale nécessitant une intervention immédiate.
2. Les céphalées et les vomissements en jet sont des signes classiques d'hydrocéphalie aiguë.
3. Le drainage ventriculaire externe est une solution définitive pour traiter l'hydrocéphalie aiguë.
4. Un shunt ventriculo-péritonéal permet un drainage continu du LCR vers la cavité péritonéale.
5. L'élévation de la tête du patient à 30° favorise le drainage veineux cérébral et diminue la pression intracrânienne.
6. Les corticoïdes sont recommandés pour traiter l'hydrocéphalie aiguë.
7. L'obstruction d'un shunt ventriculo-péritonéal peut entraîner une récidive de l'hydrocéphalie.
8. La ventilation mécanique peut être nécessaire pour stabiliser un patient avec une hydrocéphalie sévère.

9. Un excès de drainage du LCR peut provoquer un hématome sous-dural.
10. L'hydrocéphalie chronique ne nécessite jamais de traitement chirurgical.

◆ Questions Ouvertes

Répondez en quelques phrases aux questions suivantes.

1. Quels sont les principaux signes cliniques d'une hydrocéphalie aiguë ?
2. Pourquoi l'administration de solutés hypotoniques est-elle contre-indiquée en cas d'hydrocéphalie aiguë ?
3. Expliquez les différences entre le drainage ventriculaire externe (DVE) et la dérivation ventriculo-péritonéale (DVP).
4. Quelles sont les complications potentielles d'un shunt ventriculaire ?
5. Pourquoi est-il important de surveiller la pression intracrânienne (PIC) chez un patient avec une hydrocéphalie aiguë ?
6. Quel est le rôle de l'infirmier(e) dans la prise en charge d'un patient porteur d'un DVE ?
7. Comment prévenir les infections liées aux dispositifs de drainage du LCR ?
8. Quels critères permettent de décider d'un passage d'un drainage temporaire (DVE) à un shunt définitif (DVP) ?
9. En quoi la ventriculocisternostomie endoscopique (VCE) est-elle une alternative au shunt ventriculo-péritonéal ?
10. Comment éduquer un patient et sa famille après la mise en place d'un shunt ventriculo-péritonéal ?

◆ Cas Clinique Interactif

Monsieur L., 55 ans, est hospitalisé pour une hydrocéphalie aiguë secondaire à une tumeur du 3e ventricule. Il présente des céphalées intenses, une confusion et des vomissements en jet. Un drainage ventriculaire externe est mis en place en urgence.

Questions

1. Quels paramètres doivent être surveillés immédiatement après la pose du DVE ?
2. Comment adapter la gestion du drainage pour éviter un surdrainage du LCR ?
3. Quels signes cliniques doivent alerter d'une complication post-opératoire ?
4. Quelle éducation donner au patient et à sa famille sur la surveillance du shunt ventriculaire à long terme ?
5. En cas de suspicion d'infection du shunt, quelles sont les mesures à prendre ?

📌 **Correction et Explications des Réponses sur Demande !**

Ce **quiz** est conçu pour renforcer vos **connaissances théoriques et pratiques** sur la **prise en charge de l'hydrocéphalie aiguë** en milieu hospitalier.

Prêt(e) à relever le défi ? 💡 👩‍⚕️ 👨‍⚕️ 🔥

📌 Annexes

- Abréviations et acronymes

📌 *Les abréviations et acronymes sont couramment utilisés en neurochirurgie pour faciliter la communication entre professionnels de santé. Voici une liste des termes les plus fréquemment rencontrés, accompagnés de leurs définitions.*

1. Abréviations Générales en Neurochirurgie

Abréviation	Signification	Explication
AVC	Accident Vasculaire Cérébral	Interruption brutale de la circulation sanguine cérébrale (ischémique ou hémorragique).
HTIC	Hypertension Intracrânienne	Augmentation anormale de la pression à l'intérieur du crâne.
PIC	Pression Intracrânienne	Pression exercée par le LCR sur le cerveau (normale : 5-15 mmHg).
PPC	Pression de Perfusion Cérébrale	Différence entre la PAM et la PIC (PPC = PAM - PIC).
TDM	Tomodensitométrie	Examen d'imagerie médicale (scanner cérébral).

IRM	Imagerie par Résonance Magnétique	Examen de référence pour analyser les structures cérébrales.
DVE	Drainage Ventriculaire Externe	Dispositif temporaire pour évacuer le LCR en cas d'HTIC.
DVP	Dérivation Ventriculo-Péritonéale	Shunt permanent pour traiter une hydrocéphalie chronique.
VCE	Ventriculocisternostomie Endoscopique	Alternative chirurgicale au DVP pour rétablir l'écoulement du LCR.
TC	Traumatisme Crânien	Lésion cérébrale due à un choc, classé en léger, modéré ou sévère.
TCC	Traumatisme Crânien Compliqué	TC associé à une fracture du crâne, un hématome ou une contusion cérébrale.

2. Abréviations Relatives aux Examinations Neurologiques

Abréviation	Signification	Explication
GCS	Glasgow Coma Scale	Échelle évaluant la conscience du patient (score de 3 à 15).
NIHSS	National Institutes of Health Stroke Scale	Score évaluant la gravité d'un AVC.

Abréviation	Signification	Explication
RCP	Réflexe Cutanéo-Plantaire	Signe neurologique recherché pour évaluer une atteinte pyramidale.
ROT	Réflexes Ostéo-Tendineux	Test clinique pour évaluer l'arc réflexe neuro-musculaire.
SF	Signe de Froment	Test neurologique détectant une atteinte du nerf ulnaire.
HO	Hémiplégie Organique	Paralysie d'un hémicorps due à une lésion cérébrale.

3. Abréviations des Pathologies Neurochirurgicales

Abréviation	Signification	Explication
HSD	Hématome Sous-	Accumulation de sang entre la dure-
HED	Hématome	Saignement entre la dure-mère et la
HIC	Hémorragie	Saignement spontané à l'intérieur du
HSA	Hémorragie Sous-	Rupture d'anévrisme entraînant un saignement sous l'arachnoïde.
AVM	Malformation Artério-Veineuse	Anomalie vasculaire cérébrale pouvant causer des AVC ou des hémorragies.
GBM	Glioblastome	Tumeur cérébrale maligne très
MTC	Métastase	Localisation secondaire d'une tumeur

4. Abréviations des Examens Complémentaires

Abréviation	Signification	Explication
EEG	Électroencéphalogramme	Examen mesurant l'activité électrique cérébrale (épilepsie, coma).
EMG	Électromyogramme	Test évaluant la conduction nerveuse et l'activité musculaire.
PET-Scan	Tomographie par Émission de Positons	Examen d'imagerie pour détecter des tumeurs cérébrales.
Doppler TSC	Doppler Transcrânien	Mesure du flux sanguin cérébral (détection de spasmes artériels après une HSA).

5. Abréviations Thérapeutiques et Médicamenteuses

Abréviation	Signification	Explication
VVP	Voie Veineuse Périphérique	Dispositif pour perfusions et injections IV.
VVC	Voie Veineuse Centrale	Cathéter utilisé pour administration de drogues vasoactives.
VAS	Vasopresseurs	Médicaments augmentant la pression artérielle (Noradrénaline).

HTO	Hypotension Orthostatique	Chute de tension en position debout, à surveiller chez les patients neurochirurgicaux.
AINS	Anti-Inflammatoires Non Stéroïdiens	Médicaments contre la douleur et l'inflammation (évités en cas de saignement).
AED	Anti-Épileptiques	Traitement des crises convulsives (Levetiracetam, Valproate).
CS	Corticostéroïdes	Utilisés pour réduire l'œdème cérébral en cas de tumeur (Dexaméthasone).
HBPM	Héparine de Bas Poids Moléculaire	Prévention des thromboses veineuses profondes.

6. Abréviations Utilisées en Réanimation Neurochirurgicale

Abréviation	Signification	Explication
SRIS	Syndrome de Réponse Inflammatoire Systémique	Réaction inflammatoire excessive après un traumatisme ou une infection.
SDRA	Syndrome de Détresse Respiratoire Aiguë	Complication grave nécessitant une ventilation assistée.
SEDA	Sédation	Administration de médicaments pour calmer et stabiliser le patient.

TIV	Thérapie Intraveineuse	Perfusion de solutés ou médicaments.
TVP	Thrombose Veineuse Profonde	Risque accru chez les patients immobilisés après chirurgie cérébrale.

7. Abréviations Liées à la Surveillance Post-Opératoire

Abréviation	Signification	Explication
PO	Post-Opératoire	Période suivant l'intervention neurochirurgicale.
J0, J1, J2...	Jour 0, Jour 1, Jour 2...	Jours suivant la chirurgie.
SNG	Sonde Naso-Gastrique	Dispositif pour alimentation ou drainage gastrique.
FSS	Fiche de Surveillance des Soins	Traçabilité des soins réalisés.
FA	Fibrillation Auriculaire	Troubles du rythme cardiaque pouvant favoriser les AVC.

Conclusion

📌 **La maîtrise des abréviations et acronymes en neurochirurgie est essentielle pour assurer une communication fluide et une prise en charge optimale des patients.**

☑ Connaître les abréviations réduit les erreurs de transmission et améliore la réactivité des soignants.
☑ Toujours préciser le contexte clinique pour éviter toute confusion.
☑ Adapter son langage selon le niveau de compréhension du destinataire (équipe soignante, patient, famille).

💡 Un langage médical clair et précis améliore la sécurité et la qualité des soins en neurochirurgie ! 🧠🚑

- Fiches techniques (pose d'une sonde, gestion d'un drain ventriculaire…)

📌 *Les abréviations et acronymes sont couramment utilisés en neurochirurgie pour faciliter la communication entre professionnels de santé. Voici une liste des termes les plus fréquemment rencontrés, accompagnés de leurs définitions.*

1. Abréviations Générales en Neurochirurgie

Abréviation	Signification	Explication
AVC	Accident Vasculaire Cérébral	Interruption brutale de la circulation sanguine cérébrale (ischémique ou hémorragique).
HTIC	Hypertension Intracrânienne	Augmentation anormale de la pression à l'intérieur du crâne.

PIC	Pression Intracrânienne	Pression exercée par le LCR sur le cerveau (normale : 5-15 mmHg).
PPC	Pression de Perfusion Cérébrale	Différence entre la PAM et la PIC (PPC = PAM - PIC).
TDM	Tomodensitométrie	Examen d'imagerie médicale (scanner cérébral).
IRM	Imagerie par Résonance Magnétique	Examen de référence pour analyser les structures cérébrales.
DVE	Drainage Ventriculaire Externe	Dispositif temporaire pour évacuer le LCR en cas d'HTIC.
DVP	Dérivation Ventriculo-Péritonéale	Shunt permanent pour traiter une hydrocéphalie chronique.
VCE	Ventriculocisternostomie Endoscopique	Alternative chirurgicale au DVP pour rétablir l'écoulement du LCR.
TC	Traumatisme Crânien	Lésion cérébrale due à un choc, classé en léger, modéré ou sévère.
TCC	Traumatisme Crânien Compliqué	TC associé à une fracture du crâne, un hématome ou une contusion cérébrale.

2. Abréviations Relatives aux Examinations Neurologiques

Abréviation	Signification	Explication
GCS	Glasgow Coma Scale	Échelle évaluant la conscience du patient (score de 3 à 15).

Abréviation	Signification	Explication
NIHSS	National Institutes of Health Stroke Scale	Score évaluant la gravité d'un AVC.
RCP	Réflexe Cutanéo-Plantaire	Signe neurologique recherché pour évaluer une atteinte pyramidale.
ROT	Réflexes Ostéo-Tendineux	Test clinique pour évaluer l'arc réflexe neuro-musculaire.
SF	Signe de Froment	Test neurologique détectant une atteinte du nerf ulnaire.
HO	Hémiplégie Organique	Paralysie d'un hémicorps due à une lésion cérébrale.

3. Abréviations des Pathologies Neurochirurgicales

Abréviation	Signification	Explication
HSD	Hématome Sous-Dural	Accumulation de sang entre la dure-mère et l'arachnoïde.
HED	Hématome Extra-Dural	Saignement entre la dure-mère et la boîte crânienne (urgence chirurgicale).
HIC	Hémorragie Intra-Cérébrale	Saignement spontané à l'intérieur du cerveau.
HSA	Hémorragie Sous-Arachnoïdienne	Rupture d'anévrisme entraînant un saignement sous l'arachnoïde.
AVM	Malformation Artério-Veineuse	Anomalie vasculaire cérébrale pouvant causer des AVC ou des hémorragies.

GBM	Glioblastome Multiforme	Tumeur cérébrale maligne très agressive.
MTC	Métastase Cérébrale	Localisation secondaire d'une tumeur maligne dans le cerveau.

4. Abréviations des Examens Complémentaires

Abré	Signification	Explication
EEG	Électroencéphalo	Examen mesurant l'activité électrique
EMG	Électromyogram	Test évaluant la conduction nerveuse
PET-Scan	Tomographie par Émission de	Examen d'imagerie pour détecter des tumeurs cérébrales.
Doppler	Doppler Transcrânien	Mesure du flux sanguin cérébral (détection de spasmes artériels après

5. Abréviations Thérapeutiques et Médicamenteuses

Abréviation	Signification	Explication
VVP	Voie Veineuse Périphérique	Dispositif pour perfusions et injections IV.
VVC	Voie Veineuse Centrale	Cathéter utilisé pour administration de drogues vasoactives.
VAS	Vasopresseurs	Médicaments augmentant la pression artérielle (Noradrénaline).

Abréviation	Signification	Explication
HTO	Hypotension Orthostatique	Chute de tension en position debout, à surveiller chez les patients neurochirurgicaux.
AINS	Anti-Inflammatoires Non Stéroïdiens	Médicaments contre la douleur et l'inflammation (évités en cas de saignement).
AED	Anti-Épileptiques	Traitement des crises convulsives (Levetiracetam, Valproate).
CS	Corticostéroïdes	Utilisés pour réduire l'œdème cérébral en cas de tumeur (Dexaméthasone).
HBPM	Héparine de Bas Poids Moléculaire	Prévention des thromboses veineuses profondes.

6. Abréviations Utilisées en Réanimation Neurochirurgicale

Abréviation	Signification	Explication
SRIS	Syndrome de Réponse Inflammatoire Systémique	Réaction inflammatoire excessive après un traumatisme ou une infection.
SDRA	Syndrome de Détresse Respiratoire Aiguë	Complication grave nécessitant une ventilation assistée.
SEDA	Sédation	Administration de médicaments pour calmer et stabiliser le patient.

TIV	Thérapie Intraveineuse	Perfusion de solutés ou médicaments.
TVP	Thrombose Veineuse Profonde	Risque accru chez les patients immobilisés après chirurgie cérébrale.

7. Abréviations Liées à la Surveillance Post-Opératoire

Abréviation	Signification	Explication
PO	Post-Opératoire	Période suivant l'intervention neurochirurgicale.
J0, J1, J2…	Jour 0, Jour 1, Jour 2…	Jours suivant la chirurgie.
SNG	Sonde Naso-Gastrique	Dispositif pour alimentation ou drainage gastrique.
FSS	Fiche de Surveillance des Soins	Traçabilité des soins réalisés.
FA	Fibrillation Auriculaire	Troubles du rythme cardiaque pouvant favoriser les AVC.

Conclusion

📌 La maîtrise des abréviations et acronymes en neurochirurgie est essentielle pour assurer une communication fluide et une prise en charge optimale des patients.

☑ Connaître les abréviations réduit les erreurs de transmission et améliore la réactivité des soignants.
☑ Toujours préciser le contexte clinique pour éviter toute confusion.
☑ Adapter son langage selon le niveau de compréhension du destinataire (équipe soignante, patient, famille).

💡 Un langage médical clair et précis améliore la sécurité et la qualité des soins en neurochirurgie ! 🧠🚑

- Bibliographie et références

📌 *Une prise en charge optimale des patients en neurochirurgie repose sur des recommandations fondées sur des preuves scientifiques, des guides cliniques validés et des références institutionnelles. Voici une sélection des sources essentielles utilisées dans l'élaboration de ce guide.*

1. Recommandations Officielles et Guides de Pratique

◆ **Haute Autorité de Santé (HAS)**

📖 Recommandations de bonnes pratiques pour la prise en charge des AVC, des traumatismes crâniens et des soins post-opératoires en neurochirurgie.
🔗 https://www.has-sante.fr

📖 Sécurité du patient et gestion des risques en établissement de santé.
🔗 https://www.has-sante.fr/jcms/c_1670355/fr/gestion-des-risques-associes-aux-soins

◆ Société Française d'Anesthésie et de Réanimation (SFAR)

📖 Prise en charge anesthésique et réanimation des patients neurochirurgicaux.
🔗 https://sfar.org

📖 Gestion de la douleur post-opératoire en neurochirurgie.
🔗 https://sfar.org/recommandations-douleur-post-operatoire

◆ Société Française de Neurochirurgie (SFNC)

📖 Recommandations pour la gestion des traumatismes crâniens sévères et de l'hypertension intracrânienne.
🔗 https://www.neurochirurgie.fr

📖 Indications et techniques de dérivation du LCR (DVE, DVP, VCE).
🔗 https://www.neurochirurgie.fr/publications

◆ **American Association of Neurological Surgeons (AANS)**

📖 **Guidelines for the Management of Severe Traumatic Brain Injury.**
🔗 https://www.aans.org

📖 **Hydrocephalus Management and Treatment Protocols.**
🔗 https://www.aans.org/Hydrocephalus

2. Ouvrages de Référence en Soins Neurochirurgicaux

📖 **Brunner & Suddarth's Textbook of Medical-Surgical Nursing**
➤ Smeltzer, S. C., Bare, B. G., Hinkle, J. L., & Cheever, K. H. (2022).
➤ Référence incontournable pour la prise en charge infirmière des pathologies neurochirurgicales.

📖 **Neuroscience Nursing: A Spectrum of Care**
➤ Hickey, J. V. (2020).
➤ Approche détaillée de la prise en charge des patients atteints de pathologies neurologiques et neurochirurgicales.

📖 **Principles of Neurosurgery**
➤ Greenberg, M. (2019).
➤ Guide de référence pour les principes fondamentaux en neurochirurgie.

📖 **Neurosurgical Intensive Care**
➤ Ropper, A. H., Samuels, M. A. (2021).

➤ Ouvrage spécialisé sur la gestion des patients en réanimation neurochirurgicale.

3. Articles Scientifiques et Publications Récents

📖 **Guidelines for the Management of Traumatic Brain Injury**
➤ Carney, N., Totten, A. M., O'Reilly, C., et al. (2017). *Neurosurgery, 80(1), 6–15.*
🔗 https://doi.org/10.1093/neuros/nyx569

📖 **Management of Hydrocephalus: Current Trends and Future Directions**
➤ Rekate, H. L. (2020). *Journal of Neurosurgery, 133(5), 1351–1360.*
🔗 https://doi.org/10.3171/2020.5.JNS202021

📖 **Best Practices in the Nursing Care of Patients with Neurological Disorders**
➤ Wilson, M. (2021). *Critical Care Nursing Quarterly, 44(2), 120-134.*
🔗 https://doi.org/10.1097/CNQ.0000000000000321

📖 **Postoperative Care of Neurosurgical Patients: Challenges and Innovations**
➤ Patel, P., et al. (2023). *Neurocritical Care, 28(3), 405-418.*
🔗 https://doi.org/10.1007/s12028-023-01678-5

4. Ressources en Ligne et Supports de Formation

◆ **e-learning et formations en neurochirurgie**

📖 **Université Numérique Francophone des Sciences de la Santé et du Sport (UNF3S)**
🔗 https://www.unf3s.org

📖 **Moodle Neurochirurgie – Formation continue des infirmiers**
🔗 https://moodle.formation-neurochirurgie.fr

📖 **Association des Infirmiers de Neurochirurgie (AINC)**
🔗 https://www.ainc.fr

5. Protocoles et Fiches Pratiques Hospitalières

📖 **Protocole de prise en charge des traumatismes crâniens sévères – CHU de Lille**
🔗 https://www.chu-lille.fr/protocoles

📖 **Guide pratique des soins infirmiers en neurochirurgie – AP-HP**
🔗 https://www.aphp.fr/guides-infirmiers

📖 Fiches de surveillance post-opératoire en neurochirurgie – Hôpitaux Universitaires de Genève (HUG)

🔗 https://www.hug-ge.ch/soins-neurochirurgie

Conclusion

📌 La qualité des soins en neurochirurgie repose sur l'application des meilleures pratiques issues des recommandations nationales et internationales.

✅ Se tenir informé des dernières recommandations permet d'améliorer la prise en charge des patients.

✅ Les ouvrages de référence et les publications scientifiques aident à approfondir les connaissances.

✅ Les formations continues et les plateformes e-learning sont des outils essentiels pour le développement professionnel.

💡 L'apprentissage et la mise à jour régulière des connaissances garantissent une prise en charge optimale des patients en neurochirurgie ! 🧠📚🚑

Conclusion

- Récapitulatif des points clés

📌 *Les soins infirmiers en neurochirurgie exigent une expertise technique et clinique approfondie pour garantir une prise en charge optimale des patients présentant des pathologies neurologiques complexes.*

1. Rôle Fondamental des Infirmiers(ères) en Neurochirurgie

☑ **Surveillance clinique rigoureuse** : Évaluation continue des paramètres neurologiques (GCS, réactivité pupillaire, signes d'aggravation).

☑ **Gestion de l'hypertension intracrânienne (HTIC)** : Contrôle de la PIC, optimisation de la PPC, administration adaptée des solutés et des médicaments.

☑ **Sécurisation du parcours patient** : De la pré-opération à la rééducation post-opératoire, en assurant une continuité des soins.

☑ **Prévention des complications** : Gestion des risques infectieux, thromboemboliques et respiratoires.

💡 **Une surveillance efficace et une réactivité rapide permettent d'améliorer le pronostic neurologique des patients.**

2. Prise en Charge des Pathologies Clés

📌 Traumatisme crânien sévère (TCS)

☑ Prise en charge immédiate avec **stabilisation hémodynamique et respiratoire**.

☑ Surveillance stricte de l'**HTIC et du risque d'engagement** cérébral.

☑ Soins post-opératoires et **réhabilitation précoce** pour maximiser la récupération neurologique.

📌 **Accidents vasculaires cérébraux (AVC)**

☑ Diagnostic rapide et **prise en charge en unité neurovasculaire** (thrombolyse, thrombectomie).

☑ Surveillance post-thrombectomie avec **contrôle strict de la pression artérielle**.

☑ Prévention secondaire (contrôle des facteurs de risque, rééducation neurologique).

📌 **Hydrocéphalie aiguë**

☑ Diagnostic d'urgence avec **TDM cérébral**.

☑ Drainage ventriculaire externe (DVE) en urgence pour éviter l'**HTIC**.

☑ Surveillance des **complications post-chirurgicales** (infection, obstruction du shunt).

📌 **Tumeurs cérébrales**

☑ Prise en charge chirurgicale avec **surveillance neurologique post-opératoire**.

☑ Gestion de l'**œdème cérébral** avec corticoïdes si nécessaire.

☑ Rééducation cognitive et motrice selon l'atteinte neurologique.

3. Stratégies d'Amélioration des Soins

📌 **Sécurisation du parcours patient**

☑ **Standardisation des pratiques** avec application stricte des recommandations HAS et SFAR.

☑ Utilisation de **check-lists de sécurité au bloc opératoire et en réanimation**.

☑ Surveillance des dispositifs invasifs (DVE, DVP, VVC, sonde urinaire).

📌 **Prévention des complications**

☑ **Mobilisation précoce** pour réduire le risque thromboembolique et respiratoire.

☑ **Gestion optimale de la douleur** avec une approche multimodale.

☑ Surveillance des **complications infectieuses et métaboliques** post-opératoires.

📌 **Formation continue et communication interdisciplinaire**

☑ Collaboration étroite avec **neurochirurgiens, anesthésistes, kinésithérapeutes et orthophonistes**.

☑ Participation aux **staffs médicaux et réunions pluridisciplinaires**.

☑ **Formation et simulation en équipe** pour améliorer la réactivité face aux urgences neurologiques.

💡 **L'amélioration continue des soins passe par une formation régulière et une approche collaborative.**

4. Éthique et Humanisation des Soins

📌 **Respect des volontés du patient**

☑ Prise en compte des **directives anticipées** et du rôle de la **personne de confiance**.

☑ Approche palliative en fin de vie avec une **sédation adaptée et accompagnement des familles**.

📌 **Communication et relation d'aide**

☑ Soutien des **patients et de leurs familles** face aux diagnostics neurologiques complexes.

☑ Accompagnement des proches lors d'une **annonce de pronostic défavorable**.

💡 La technicité des soins doit toujours être associée à une approche humaine et éthique.

5. Importance de la Traçabilité et de la Sécurité des Soins

📌 **Gestion des risques et responsabilité infirmière**

☑ **Traçabilité rigoureuse** des soins pour assurer la sécurité du patient.

☑ Respect du **secret médical et des obligations légales**.

☑ **Signalement des événements indésirables** pour améliorer les pratiques.

📌 **Utilisation des protocoles standardisés**

☑ Application des recommandations de la **HAS, SFAR, et sociétés savantes de neurochirurgie**.

☑ Surveillance des patients selon des critères cliniques précis (PIC, PPC, échelle de Glasgow).

💡 Un environnement de soins sécurisé repose sur une vigilance constante et une traçabilité optimale.

6. Conclusion Générale

📌 Les soins en neurochirurgie nécessitent une expertise pointue et une approche pluridisciplinaire pour garantir la sécurité et la récupération des patients.

✅ Maîtriser les protocoles d'urgence (HTIC, AVC, TCS, hydrocéphalie aiguë).
✅ Assurer une surveillance clinique continue et prévenir les complications post-opératoires.
✅ Optimiser la communication entre les professionnels de santé pour une prise en charge coordonnée.
✅ Allier technicité et approche humaine pour accompagner les patients et leurs familles.
✅ S'inscrire dans une démarche d'amélioration continue des soins infirmiers en neurochirurgie.

💡 L'infirmier(e) joue un rôle central dans la qualité des soins et le pronostic des patients en neurochirurgie. Chaque action a un impact direct sur leur récupération et leur qualité de vie ! 🧠🚑👏

- ## Importance de la formation continue

📌 *La formation continue est essentielle pour garantir des soins de qualité en neurochirurgie. L'évolution rapide des connaissances médicales et des technologies impose aux soignants une mise à jour régulière de leurs compétences pour assurer la sécurité et l'efficacité des prises en charge.*

1. Pourquoi la Formation Continue est-elle Indispensable ?

📌 La neurochirurgie est une discipline en constante évolution, nécessitant une expertise technique et clinique avancée.

✅ Amélioration de la sécurité des soins

◆ Réduction des erreurs médicales grâce à l'acquisition de nouvelles compétences.

◆ Standardisation des pratiques avec une application rigoureuse des protocoles.

◆ Renforcement de la vigilance clinique face aux complications post-opératoires.

✅ Mise à jour des connaissances scientifiques et techniques

◆ Intégration des dernières recommandations de la HAS, SFAR, et sociétés savantes de neurochirurgie.

◆ Utilisation des nouvelles technologies (neuronavigation, monitoring intracrânien, télémédecine).

◆ Maîtrise des innovations thérapeutiques (thrombectomie en AVC, chirurgie mini-invasive).

✅ Amélioration de la coordination interdisciplinaire

◆ Collaboration efficace avec les neurochirurgiens, anesthésistes, kinésithérapeutes et orthophonistes.

◆ Communication optimisée pour une meilleure continuité des soins.

◆ Intégration dans des équipes de soins pluridisciplinaires en neurologie et réanimation.

💡 Un personnel infirmier bien formé contribue directement à l'amélioration du pronostic neurologique des patients.

2. Domaines Clés de la Formation Continue en Neurochirurgie

📌 Les thématiques de formation doivent être adaptées aux défis cliniques rencontrés en service de neurochirurgie.

◆ 2.1. Surveillance Neurologique et Évaluation Clinique

☑ Approfondissement de l'échelle de Glasgow (GCS) et du NIHSS pour l'évaluation des AVC.

☑ Reconnaissance précoce des signes d'aggravation neurologique (engagement cérébral, HTIC).

☑ Utilisation des scores de surveillance en réanimation neurochirurgicale.

◆ 2.2. Prise en Charge des Urgences Neurochirurgicales

☑ Protocoles de gestion du traumatisme crânien sévère (TCS).

☑ Surveillance et traitement de l'hydrocéphalie aiguë et de l'HTIC.

☑ Conduite à tenir en cas de détérioration neurologique post-opératoire.

◆ 2.3. Techniques Spécifiques en Réanimation Neurochirurgicale

☑ Surveillance et gestion des dispositifs invasifs (DVE, DVP, PIC, VVC).
☑ Prise en charge de la ventilation mécanique et du sevrage respiratoire.
☑ Gestion des drogues vasoactives et optimisation de la perfusion cérébrale.

◆ 2.4. Prévention et Gestion des Complications

☑ Surveillance des infections nosocomiales (ventriculites, méningites, pneumopathies).
☑ Prévention des thromboses veineuses profondes (TVP) et embolies pulmonaires (EP).
☑ Prise en charge de la douleur post-opératoire et des soins palliatifs en neurochirurgie.

💡 **Des mises à jour régulières permettent aux infirmiers de mieux anticiper et gérer les complications des patients neurochirurgicaux.**

3. Modes d'Accès à la Formation Continue

📌 Les infirmiers ont plusieurs moyens d'accéder à la formation continue, en fonction de leurs besoins et disponibilités.

✅ Formations hospitalières et protocoles internes

◆ Séances de formation organisées par les hôpitaux et services de neurochirurgie.

◆ Simulation en équipe pour améliorer la prise en charge des urgences neurochirurgicales.

◆ Journées thématiques avec mise en situation réelle (cas cliniques, ateliers).

✅ Formations universitaires et spécialisations

◆ Diplômes universitaires (DU) en neurochirurgie, neurologie, anesthésie-réanimation.

◆ Certification en soins critiques et prise en charge des pathologies neurologiques.

◆ Formations validantes pour la reconnaissance des compétences en soins avancés.

✅ E-learning et plateformes numériques

◆ MOOC et webinaires spécialisés en soins neurochirurgicaux.

◆ Plateformes de formation continue en ligne (HAS, SFAR, AINS).

◆ Participation aux congrès et séminaires internationaux en neurochirurgie.

💡 **Les outils numériques permettent aux soignants d'actualiser leurs connaissances en toute flexibilité.**

4. Impacts de la Formation Continue sur la Qualité des Soins

📌 **Un personnel infirmier bien formé améliore la qualité des soins et l'expérience du patient.**

✅ **Réduction des erreurs médicales et amélioration de la prise en charge**

◆ Diminution des complications post-opératoires grâce à une surveillance renforcée.

◆ Meilleure gestion des risques grâce à l'application rigoureuse des protocoles.

◆ Réactivité accrue face aux détériorations neurologiques aiguës.

✅ **Renforcement de l'autonomie et de la prise de décision clinique**

◆ Capacité à anticiper les complications et à alerter rapidement en cas de besoin.

◆ Meilleure gestion des urgences en collaboration avec l'équipe médicale.

◆ Développement d'un raisonnement clinique approfondi.

✅ **Amélioration du bien-être et de la satisfaction des soignants**

◆ Réduction du stress lié à la gestion des situations complexes.

◆ Sentiment de compétence et reconnaissance professionnelle.

◆ Évolution de carrière avec accès à des postes spécialisés.

💡 **Une formation continue efficace profite autant aux patients qu'aux professionnels de santé.**

5. Défis et Perspectives de la Formation en Neurochirurgie

📌 **Bien que la formation continue soit essentielle, elle présente certains défis à relever.**

◆ Défis Actuels

🚧 **Charge de travail élevée** rendant difficile l'accès aux formations.

🚧 **Coût des formations spécialisées** et financement parfois limité.

🚧 **Évolution rapide des pratiques** nécessitant une mise à jour permanente.

◆ Perspectives et Solutions

✅ **Développement de la formation en ligne** pour s'adapter aux contraintes des soignants.

✅ **Mise en place de formations intra-hospitalières** accessibles aux équipes de soins.

✅ **Reconnaissance des compétences spécifiques** avec valorisation des spécialisations.

💡 **L'accessibilité et la flexibilité des formations sont des enjeux majeurs pour l'avenir des soins infirmiers en neurochirurgie.**

6. Conclusion : Un Investissement Essentiel pour des Soins de Qualité

📌 La formation continue en soins infirmiers de neurochirurgie est une nécessité pour assurer une prise en charge sécurisée et efficace des patients.

✅ Améliorer la surveillance et la réactivité face aux complications neurochirurgicales.
✅ Assurer une mise à jour régulière des connaissances pour intégrer les innovations médicales.
✅ Renforcer la coordination entre les équipes de soins pour une meilleure prise en charge globale.
✅ Favoriser le bien-être et la motivation des soignants en développant leurs compétences.

💡 Un personnel infirmier bien formé est un acteur clé de la sécurité et de la qualité des soins en neurochirurgie. Chaque formation est un pas vers une meilleure prise en charge des patients ! 🚑🧠📚

Printed in Dunstable, United Kingdom